U0232277

广州市科技创新委员会科普书资助

宝宝爱牙攻略

陈　柯／主编

扫描二维码，
免费观看陈柯医生出品的科普动漫
《阳阳牙齿历险记》，
共同爱护小朋友的小牙齿。

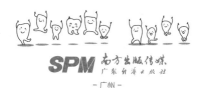

SPM 南方出版传媒
广东经济出版社
- 广州 -

图书在版编目（CIP）数据

宝宝爱牙攻略／陈柯主编. —广州：广东经济出版社，2018.12
ISBN 978 - 7 - 5454 - 6600 - 3

Ⅰ. ①宝…　Ⅱ. ①陈…　Ⅲ. ①婴幼儿 - 牙 - 保健 - 基本知识
Ⅳ. ①R788

中国版本图书馆 CIP 数据核字（2018）第 289213 号

出 版 人：李　鹏
责任编辑：张晶晶
责任技编：许伟斌
封面设计：李尘工作室

《宝宝爱牙攻略》
Baobao Aiya Gonglüe
陈柯　主编

出版发行	广东经济出版社（广州市环市东路水荫路 11 号 11 ~ 12 楼）
经销	全国新华书店
印刷	佛山市迎高彩印有限公司
	（佛山市顺德区陈村镇广隆工业区兴业七路 9 号）
开本	889 毫米 × 1194 毫米　1/32
印张	6.25　2 插页
字数	70 000 字
版次	2018 年 12 月第 1 版
印次	2018 年 12 月第 1 次
书号	ISBN 978 - 7 - 5454 - 6600 - 3
定价	48.80 元

如发现印装质量问题，影响阅读，请与承印厂联系调换。
发行部地址：广州市环市东路水荫路 11 号 11 楼
电话：(020) 38306055　37601950　邮政编码：510075
邮购地址：广州市环市东路水荫路 11 号 11 楼
电话：(020) 37601980　营销网址：http://www.gebook.com
广东经济出版社新浪官方微博：http://e.weibo.com/gebook
广东经济出版社常年法律顾问：何剑桥律师

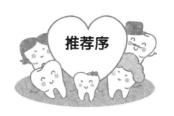

推荐序

　　中国的儿童口腔医学事业起源于20世纪50年代。早年，学科内涵较为局限，主要着眼于儿童龋病和牙髓病的治疗，具有浓厚的口腔内科学色彩。近十年来，儿童口腔医学发展迅速，逐渐成为一门综合性学科。我本人于20世纪80年代开始从事儿童口腔医学专业工作，在近30年的历程中，切身感受到了中国儿童口腔医学的发展和变化。在近十年间，随着中国经济水平的飞速发展和家长口腔保健意识的提升，口腔医学，尤其是儿童口腔医学愈发强调预防胜于治疗的理念。同欧美西方国家甚至日韩等邻国相比，我国儿童口腔患者基数庞大，但口腔预防理念的起步和普及相对滞后，在做好这一工作的过程中，家庭预防是重中之重，低龄儿童更是这项重要工作的目标人群。

　　近年来，越来越多的口腔医师开始从事儿童口腔医学医、教、研工作。儿童口腔医学也同预防医学密切合作，交叉学科的碰撞使得儿童口腔医学这一学科外延不断拓展，多个院校及医院的儿牙预防工作也形成具有各自特色的模式。然而，目前国内关于系统性归纳整理的相关著作仍然较少。

由陈柯教授主编的《宝宝爱牙攻略》内容丰富，且书中包含了大量家长关心且便于在家庭开展的乳牙基础知识和基本预防操作。作者在写作时章节间关联清晰，方便读者循序渐进的掌握理念和基本技能，通俗平实的语言也进一步增加了本书的可读性。此外，陈柯教授在阐述儿童口腔预防理念的同时，还进一步介绍了深受广大家长关心的儿童口腔就诊的相关知识，帮助他们克服传统观念认为儿童无法配合完成口腔治疗，儿童口腔治疗"极其痛苦"的错误观点。

陈柯教授长期从事口腔临床工作，多年口腔全科工作经验使得她能够更为全面地思考儿童口腔临床医学中常见的预防问题。因此，本书既体现了文字用语的严谨，字里行间也能感受到陈柯教授个人的体会和感受。尤其难能可贵的是陈柯教授在这本《宝宝爱牙攻略》中能够将专业知识用便于家长和普通读者理解的平实语言娓娓道来，使得本书更具有使用价值。

本书的编者全部为儿童口腔医学专业工作人员。长期从事儿童口腔及预防的临床医疗、教学和科研工作，有着丰富的临床经验，并对该领域有着系统和深入的理解。向他们致以最诚挚的感谢和敬意。感谢他们为中国儿童口腔医学事业所做出的努力和付出。

值此陈柯教授主编的《宝宝爱牙攻略》出版发行之际，谨致由衷的祝贺！并祝愿国内儿童口腔医学预防治疗再上新台阶！

2018年11月于西安

推荐序作者简介

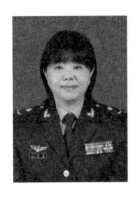

王小竞　现任空军军医大学口腔医学院儿童口腔科主任、主任医师、教授、博士生导师。

主要学术任职：中华口腔医学会理事、中华口腔医学会儿童口腔医学专业委员会前任主任委员、中华口腔医学会口腔镇静镇痛专业委员会常务委员；国际牙医师学院院士、国际儿童牙科协会理事、亚洲儿童牙科协会理事，日本东京齿科大学客座教授；陕西省口腔医学会儿童口腔医学专业委员会主任委员、中华医学会医疗鉴定专家库成员、陕西省优生优育学会常务理事、陕西省口腔医学会理事、西安市医学会口腔医学分会常委；多部SCI杂志及《中华口腔医学杂志》《华西口腔医学杂志》等核心期刊编委。

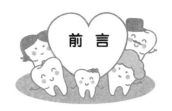

前　言

　　组织编写这本《宝宝爱牙攻略》科普书，源于
临床工作中常常遇到的实际问题：很多医生认为的常
识，家长朋友们往往毫无概念；专业人士认为非常严
重的问题，部分家长，乃至于一些非专业的医务人员
认为是无关紧要的。这样的情况容易贻误病情，有时
候甚至会错过最佳的治疗时机。因此，从儿童口腔健
康出发，编写一本简明扼要、通俗易懂的儿童口腔科
普读物，架起儿童口腔医生与家长朋友们之间的桥
梁，普及爱护儿童牙齿科普常识，促进小朋友牙齿、
口腔、颌面部协调发展，实属必要。

　　全书共分为五章，分别是："第一章　乳牙的秘
密"，告诉家长朋友们乳牙如何萌出，如何爱护乳
牙，如何为乳牙穿上保护衣等；"第二章　保护牙齿
小妙招"，教家长朋友们如何挑选适合小朋友的牙

膏、牙刷，如何使用牙线，如何养成好的饮食习惯；"第三章　常见的儿童口腔问题"，围绕着家长朋友们非常困扰担心的儿童口腔问题，比如舌系带需不需要剪？何时剪？宝宝牙齿摔伤了怎么办等；"第四章　您的宝宝害怕看牙吗？"提供为宝宝轻松看牙的策略；"第五章　浅谈错颌畸形"，对于影响面容影响颜值的错颌畸形，哪些可以暂时不用治疗？哪些必须抓紧治疗？

感谢我的团队所有年轻小伙伴的辛勤付出，不辞辛劳，把艰涩难懂的儿童口腔医学知识撰写成家长都能看得懂的科普读物，感谢雷期音医生花费大量心血重新编辑配图，让每一篇科普文章更完整。

感谢广州市科技创新委员会提供科普图书项目经费支持，这本惠及小朋友口腔健康的科普书才得以顺利出版。

陈柯
于羊城

主编简介

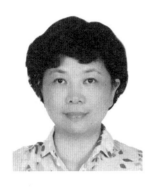

陈柯　儿童口腔医学专家，南方医科大学口腔医院（广东省口腔医院）主任医师，广州市医学重点人才，硕士生导师，博士后合作导师；中华医学会儿科学分会口腔学组副组长，中华医学会激光医学委员会常委、五官口腔学组组长，中华口腔医学会口腔激光医学专委会常委，中华口腔医学会镇静镇痛专委会常委，中国妇幼保健协会口腔保健专委会常委，广东省口腔医学会儿童口腔医学专委会副主任委员、镇静镇痛专委会副主任委员，广东省医学会激光医学委员会副主任委员。2012年率先在广东省内开展全麻下儿童牙病综合治疗，至今已完成一千余病例；擅长儿童口腔疾病舒适化综合治疗，笑气—氧气镇静、激光治疗儿童口腔疾病等方面具有丰富的临床经验；擅长儿童咬合发育管理，儿童错𬌗畸形早期矫治。

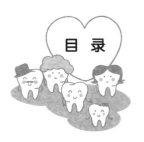

目 录

第一章 乳牙的秘密

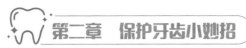

第二章　保护牙齿小妙招

第三章　常见的儿童口腔问题

第一章 乳牙的秘密

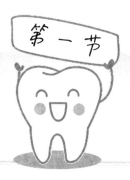

第 一 节

正确的喂养姿势，
您 get 了吗？

梁 韵

　　宝宝出生了，相信不少的新手妈妈会遇到这样的问题。"给我的宝宝用奶瓶的时候，我不知使用怎么样的姿势才好，是怎样舒服就怎样喂吗？"不是的，不正确的喂养姿势不仅会影响孩子的舒适和安全，而且有可能造成"地包天"。今天我们就来谈谈正确的喂养姿势吧!

　　妈妈给宝宝用奶瓶喂奶，也应该像喂母乳一样地抱着宝宝。

　　千万不要让宝宝自己躺着去喝奶，也不要把孩子放成水平。应该把孩子放在膝上，用前臂支撑起孩子的后背，让孩子呈半坐的姿势，身体要稍微上扬一点，上抬45度。这样才能保证孩子吞咽和呼吸顺利安全。

　　注意孩子头后部从背部到臀部要保持一条直线，还有一点需要额外注意的是：宝宝的大腿和背部之间的角度应该在90度左右，成一个直角。这样允许宝宝安全的呼吸和吮吸，能够防止头部意外倾斜而导致的呛咳或者食物进入呼吸道而导致的窒息。

　　另一个妈妈需要知道的信息，就是注意喂奶的时候一定要保证奶嘴里充满牛奶（奶瓶里自带吸管的除外），方法是把奶瓶和脸平面垂直伸到宝宝嘴里（奶瓶底与水平线的夹角为45度），如果奶嘴中有空气，就会呛着孩子。要让宝宝完全含住奶嘴，上下唇含住瓶嘴最鼓的地方，可以观察宝宝嘴唇的环形肌肉是否恰当地覆盖奶嘴，还可以观察宝宝吮吸的效率。

此外，奶瓶喂养被认为是导致安氏Ⅲ类错𬌗（俗称的"地包天"）的高危因素之一。既往研究表明，奶瓶喂养儿童乳前牙反𬌗的发生率达11.96％，是母乳喂养儿童的3.38倍；还有研究表明，奶瓶喂养儿童后牙反𬌗的发病率是母乳喂养儿童的2.75倍。也有人认为奶瓶喂养与乳牙期前牙的错𬌗没有关系。不正确的喂养姿势使孩子吮吸时下颌肌肉力量过度，牙齿呈近中关系，久而久之，便长成了"地包天"的样子。

各位妈妈，正确的喂养姿势，您get了吗？

最后，特别提醒您：尽量避免孩子喝夜奶，如果宝宝实在太闹了，喝完夜奶记得要用清水给孩子漱口或者擦干净牙面。孩子1岁以后，应该戒除奶瓶喂养习惯，改用水杯喝水，少用安抚奶嘴，戒除咬嘴唇、咬手指等不良习惯，从早期开始预防"地包天"。

参考文献

［1］Chen X，Xia B，Ge L. Effects of breast-feeding duration，bottle-feeding duration and non-nutritive sucking habits on the occlusal characteristics of primary dentition[J]. BMC Pediatr，2015，15:46.

［2］Vigginano D，Fasano D，Monaco G，et al. Breast feeding，bottle feeding，and non-nutritive sucking: effects on occlusion in deciduous dentition[J]. Arch Dis Child，2004，89(12):1121-1123.

［3］Jabbar N S，Buen A B，Silva P E，et al. Bottle feeding，increased overjet and Class 2 primary canine relationship: is there any association?[J] Braz Oral Res，2011，25(4):331-337.

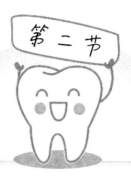

第二节

您了解乳牙吗？

黄 颖

  在宝宝大约半岁的时候，宝爸宝妈们会欣喜地发现宝宝口腔内牙床上冒了个白色的小牙尖，这就表明宝宝开始长乳牙啦，也是宝宝的第一副牙齿。一般来说，到大概两岁半的时候，宝宝的乳牙就会全部完成萌出，乳牙就像一串漂亮的白色珍珠整齐地排列在宝宝牙床上，起到帮助宝宝日常进食及辅助发音等作用。细心的宝爸宝妈们会发现宝宝总共有20颗乳牙，不同的牙齿有不同的形态。除此之外，其实它们还有着属于各自的名字呢，相互合作发挥着不同的作用，接下来就为各位宝爸宝妈们详细介绍一下：

宝宝口内上下左右的乳牙加起来共有20颗，左右对称，由中线开始的乳牙依次称为：乳中切牙、乳侧切牙、乳尖牙、第一乳磨牙，第二乳磨牙。

一般来说，乳牙的萌出顺序为：乳中切牙→乳侧切牙→第一乳磨牙→乳尖牙→第二乳磨牙。

乳牙萌出年龄在6个月到2岁半左右，当然不同的宝宝由于发育的差异，牙齿的萌出时间也会有不同，1岁以前开始萌出都是正常的哦！

下面我们来分别介绍下这些牙齿吧！

乳切牙：也是我们俗称的"门牙"，分为乳中切牙和乳侧切牙，上下左右共8颗，排列在宝宝牙列的前部，约在宝宝半岁的时候陆续萌出。

乳切牙在宝宝进食时主要起到切断食物的作用，

同时起到辅助发音和美观的作用。

乳尖牙：由于具有尖尖的牙冠外形，因此也被称为"犬牙"，上下左右共4颗。

由于其外形特点，因此在宝宝进食时主要起到撕咬食物的作用。

乳磨牙：也就是我们俗称的"大牙"，排列在牙弓的后部，分为第一乳磨牙和第二乳磨牙，上下左右共8颗。

乳磨牙由于具有多个牙尖和宽大的咀嚼接触面，因此起到进一步对食物进行研磨的作用。

乳牙除了具有以上咀嚼和辅助发音的功能外，还对以后恒牙的正常发育与萌出具有重要作用。

若乳牙龋坏引起牙根的发炎或乳牙的过早脱落等，均可能对恒牙的发育及萌出产生不同程度的影响，因此宝爸宝妈们在日常生活中要注意保护好宝宝的乳牙哦！

那该如何保护呢？日常少吃甜食和少喝碳酸饮

料，降低进食频率；1岁后应戒奶瓶，习惯用水杯喝水，戒夜奶，早晚都要好好刷牙，使用牙线；同时，需要定期带宝宝去专业的儿童牙医那儿做常规的口腔检查和护理，这样才能使宝宝拥有健康的好牙齿。

参考文献

［1］葛立宏. 儿童口腔医学. 2版. 北京：北京大学医学出版社，2013.

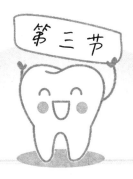

第三节

乳牙萌出小贴士

孙琪殷

不少家长抱着几个月的宝宝来看医生，说："医生呀，为什么别的宝宝都长牙了，我的宝宝还没有动静啊。"婴儿的牙齿大概从母亲怀孕的第6周开始发育。正常情况下，宝宝会拥有20颗漂亮的乳牙。

其实，牙齿的萌出时间存在着较大的个体差异，例如第一颗乳牙萌出的时间从1个月到18个月都有可能，平均来说是6~8个月。产生这种差异的原因有遗传因素，也有环境因素，如气温、疾病、营养等。一般来说：女孩较男孩的牙齿萌出早；营养较好、身材较高大和体重较重的儿童比营养较缺乏、身材矮小和体重偏低的儿童牙齿萌出早。而最后一颗乳牙萌出大概在2岁6个月到3岁。在这段时间萌出都属正常的，家长们无须担心，耐心等待宝宝新牙的萌出吧。

但如果宝宝超过1周岁仍未见第一颗乳牙萌出，或者超过3周岁乳牙尚未全部萌出，那么您需要咨询医生查找原因了。

有的婴儿一出生就有一颗或两颗牙齿，这种与生俱来的牙齿我们称之为"诞生牙"。诞生牙是一个大麻烦，由于属于"早产"牙齿，发育不成熟，诞生牙多数都会松动，容易脱落。所以，如果您的宝宝有这种"诞生牙"，记住要尽早咨询口腔医生。

还有一种是在宝宝出生几周后，在牙龈黏膜处看到一些白色粟粒大小的颗粒，可能有一个到十几个不等。这就是我们生活中俗称的"马牙"了。"马牙"

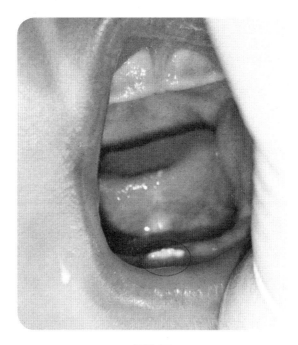

诞生牙

长出后，无须治疗，在出生后数周就可自行脱落了。

有研究统计宝宝出牙的不适症状有：牙龈发炎、易怒、流口水、吮手指、无食欲、睡眠问题、流鼻涕、低热、腹泻、面部皮疹及呕吐等。

如果宝宝出牙很不适，家长可以做些什么来缓解这些不适呢？

① 牙胶：让宝宝咬干净的、冰凉的牙胶玩具或

者是凉的毛巾。记住要避免一些容易呛到的小物品，以及里面含有液体的牙胶玩具，因为牙胶破裂，里面的液体可能会对宝宝有害。

② 牙龈按摩：清洁手指后轻轻按摩宝宝的牙龈，如果宝宝还没有长牙，也可以让他适当咬咬您的手指，这总比咬宝妈的乳头好啊。

③ 如果上述的方法都不能缓解宝宝出牙的不适，可以在医生的指导下使用对乙酰氨基酚（如泰诺）或是布洛芬（如美林）等药物来缓解疼痛。

参考文献

［1］Massignan C，Cardoso M，Porporatti A L，et al. Signs and Symptoms of Primary Tooth Eruption: A Meta-analysis. Pediatrics [J]. 2016，Mar，137(3):1-19.

［2］葛立宏. 儿童口腔医学. 4版. 北京：人民卫生出版社，2012.

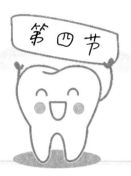

第四节

"虫牙"是怎么一回事？

熊华翠

　　我们说牙齿表面有颜色不一定是"虫牙"，可能是色素沉着。那么，今天我们来看看，什么样的才是真正的"虫牙"。

　　"虫牙"或"蛀牙"，学名为"龋齿"，并不是老百姓通常认为的牙齿里面有虫引起的，而是由于细菌产酸，导致牙体硬组织慢慢被破坏的一种疾病。并不是牙齿形成了明显的龋洞才称之为龋齿，早在龋洞形成之前，牙齿脱矿开始，就已经离龋齿的发生越来越近了。今天，我们就来介绍一下这"虫牙"到底是怎么一步一步形成的。

脱矿

龋病早期，牙齿病损部位发生脱矿，牙齿表面呈现白垩色，即龋白斑形成（下图）。此时，虽无任何临床症状，但已应该去看牙医，早期处理牙齿了，以

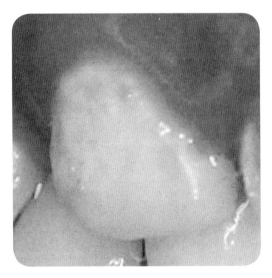

牙齿脱矿

免牙齿进一步龋坏。

色素着色

白垩色的病损部位，被食物、烟和细胞产物等外源性色素着色，局部形成黄褐色或棕褐色（下图），此时患者依然无任何不适感觉，但若再不及时处理，牙齿就会变成明显的龋洞了。

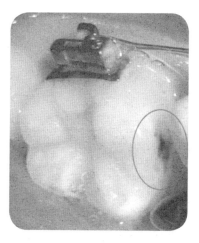

棕色龋斑形成

龋洞

随着病损部位继续脱矿、有机成分破坏分解的不断进行，最终牙体硬组织疏松软化，导致牙体缺损，龋洞形成（下图）。此时，患者可能出现感觉牙齿敏感、进食时感觉不适的症状了。一旦龋洞形成，牙齿则缺乏自身修复能力。此时再不及时治疗的话，牙齿就可能进一步由龋齿发展为牙髓炎、根尖周炎了，患者出现牙齿明显疼痛，甚至牙龈脓包、面部肿胀等症状了。

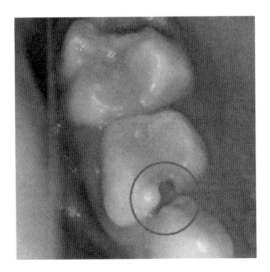

龋洞

由此可见，龋洞的形成是一个漫长的过程，若能及时发现，早期处理，就可避免其越来越严重。注意口腔卫生，早晚刷牙3分钟，使用牙线，降低进食频率，定期看牙医，可早早将"虫牙"扼杀在摇篮中。

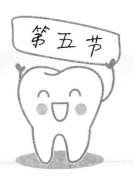

第五节

警惕"奶瓶龋"!

陈 宇

"奶瓶龋"是龋病的一种。听着好像很可爱的样子，可这种龋病是非常凶猛的，爸爸妈妈需要高度警惕哟！我们先来瞧瞧什么是奶瓶龋。

1. 什么是奶瓶龋?

奶瓶龋又称喂养龋，顾名思义就是由于长时间含奶瓶导致的蛀牙，主要发生在3岁以内的儿童。临床上主要表现为牙齿靠近牙龈的部分牙体组织呈现出环状剥脱，有时仅在远离牙龈的地方残留少许正常的牙体组织。

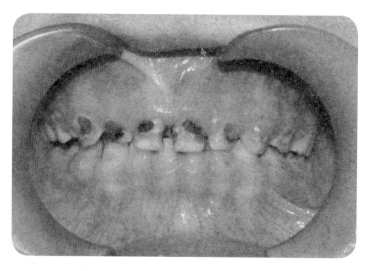

门牙近牙龈处的牙体组织呈环状剥脱

2.含奶瓶为什么会导致多个牙同时龋坏

这是因为乳牙的牙齿表面那层坚硬的组织矿化程度比较低，尤其是靠近牙龈的部位，容易受到侵袭。

而且靠近牙龈的部位容易滞留食物残渣，有利于细菌等微生物的繁殖，从而导致龋坏。

3. 还有哪些因素导致奶瓶龋的发生呢？

会导致奶瓶龋的不良喂养习惯除了含奶瓶入睡之外，还包括牙齿萌出后喂夜奶，延长母乳或奶瓶喂养时间，过多饮用含糖饮料等。

4. 奶瓶龋如何预防？

知道了导致奶瓶龋的病因，针对病因就基本可以杜绝奶瓶龋了。家长帮助孩子早晚刷牙，每次至少刷3分钟，晚上刷牙以后不能再吃东西，不能含奶瓶入睡，母乳喂养时间不宜过长，不可以含着乳头入睡，不在奶瓶里放甜味饮料，减少甜食的摄入，定期体检，涂氟等。

奶瓶龋发生年龄小，龋坏发展迅速，由于距离乳牙脱落时间较长，容易进展为牙髓炎和根尖周炎，进而影响恒牙的正常发育，是危害儿童口腔健康的重要原因，家长务必引起重视。

参考文献

［1］葛立宏. 儿童口腔医学. 2版. 北京：北京大学医学出版社，2013.

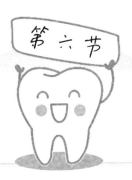

第六节

您的宝宝"牙疼"过吗？

黄 欣

　　相信不少家长会遇到孩子喊"牙疼"的时候，大多数家长认为牙齿健康并不是大事，也没有定期带孩子做口腔检查的意识，只有当孩子牙齿出现问题时才带孩子去看医生。殊不知为时已晚，为什么呢？今天我们来了解一下牙齿疼痛的原因。

牙齿为什么会痛?

孩子牙齿疼痛大多是由于"蛀牙"没有及时治疗,而"蛀牙"其实是一种细菌感染疾病,当龋坏越来越深,细菌感染到牙髓(牙神经),引起发炎,导致牙疼,专业术语为"牙髓炎"。

牙髓炎的症状

您的宝宝是否出现"晚上睡觉时牙疼,疼得睡不着""吃东西的时候疼"这些症状呢?这就是牙髓炎了。具备一定语言表达能力的孩子能够告诉您他的左侧或者右侧牙齿疼痛,但可能无法准确指出是哪颗牙齿疼痛,这也是牙髓炎发生的一个特点。

牙髓炎未及时治疗的后果

牙髓炎发生后需及时到医院接受正规治疗,自行服用消炎药可能能稍微缓解症状,但无法彻底治愈,且对于儿童来说,严禁滥用抗生素。

不少家长可能会遇到宝宝牙疼几天或一两个礼拜后就不疼了这种情况。这时家长可能存在侥幸心理，认为不疼就没事了，连医院都不用去。殊不知，这种状况的出现是危险的信号。

当牙髓炎未得到治疗，牙髓持续地感染，会使牙神经坏死，所以牙就不疼了。但炎症依旧存在于牙齿内部，并迅速向根尖组织扩散，引起根尖周病，并出现一系列其他症状，如牙齿松动，牙龈红肿，出现脓包，孩子的饮食和睡眠也将受到严重影响，继而影响正常发育和全身健康。有些孩子甚至出现面部肿胀，发烧等全身症状，严重者，可能出现生命危险。

由此看来，如果家长定期带孩子进行口腔检查，对龋齿早发现、早治疗，不仅能够避免牙齿疼痛等一系列不良后果，同时能够指导家长如何进行牙齿保健，降低孩子的患龋率。"牙好胃口好"，孩子才能健康成长！

参考文献

[1]葛立宏.儿童口腔医学.4版.北京：人民卫生出版社，2012.

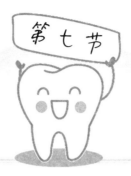

第七节

"脸肿" 有可能是牙齿问题

雷期音

"咦，宝宝的脸怎么肿了?"

您是否也遇见过这种情况? 宝宝可能曾经喊过牙疼，接着就看到了脸部在短时间内迅速肿胀，宝宝哭闹不止，去了很多科室，吃了许多药就是不见好?

那是因为您没有找到脸肿的根本原因。

　　宝宝因为年龄特殊，饮食习惯的偏差，口腔卫生的不完善，是龋病好发人群，龋病未得到处理，可能就会发展成为牙髓炎引起牙疼，如不及时处理，由于乳牙根尖孔较大，则炎症可能进入根尖周组织，进一步发展为根尖周炎。而颌面部由于结构的特殊，并且充满疏松结缔组织，炎症非常容易沿着组织之间的间隙转移，形成感染灶，也就是我们看到的脸肿了。

　　那么严不严重呢？当然严重！颌面部特殊结构及位置血运丰富，并可与颅内组织相连通，可能会造成颅内感染，若是口底的肿胀，有可能会引起多间隙感染，甚至出现生命危险。

　　蛀牙不是小问题，不容忽视，严重的会发生面部的感染，肿胀，甚至危及生命，这决不是危言耸听。

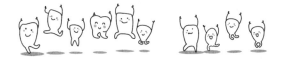

这么严重呢，家长应该怎么办呢?

　　若发现孩子脸部肿胀，请第一时间到医院口腔科就诊，医生会根据孩子面部肿胀的程度、时间，进行相应的口腔检查后做出相应的处理。

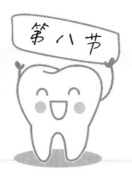

第八节

乳牙龋坏了，有必要治疗吗？

尹小萍

　　上面谈论的牙齿变色、牙痛、脸肿都有可能是乳牙龋病的结果。但还是有相当多的家长觉得，乳牙龋坏了没关系，反正都会换牙的。那么，乳牙龋坏了真的没事吗？今天我们简单介绍乳牙龋坏发生的原因及影响。

乳牙为什么会发生龋坏?

一般来说,乳牙较恒牙容易患龋。这除了与乳牙本身的解剖形态、组织结构等有关外,儿童的饮食习惯(如爱吃甜食,高频率进食)及口腔卫生习惯也是重要的原因。

那我们来看看,如果乳牙龋坏了不及时治疗,会有什么危害。

① 当大部分乳牙发生龋损时,咀嚼功能会显著降低,从而影响儿童的颌骨发育及身体发育。

② 乳牙龋坏时,会发生牙体的缺损和崩解,使得食物残渣、软垢等容易停滞在口腔内,导致口腔卫生状况不好,继而影响新萌出的恒牙。

此外,如果乳牙龋损不及时治疗,发展到根尖周炎症时:一方面会影响继承恒牙胚的发育,可能导致

继承恒牙的发育畸形；另一方面，乳牙残根，会导致
继承恒牙萌出过早或过迟，影响恒牙正常萌出的时间
和位置，最终可能导致错𬌗畸形的发生（例如牙列不
齐，反𬌗等）。

③ 乳牙的缺损和缺失，尤其是前牙，会影响美观
和发音，对小朋友的心理发育可能造成不良的影响。

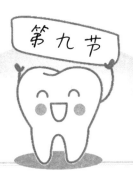

第九节

"釉质发育不全"
是怎样的牙齿疾病?

杨柳青

　　"医生呀,快看我宝宝的牙齿,怎么都黄黄的像缺了一块一样,有的牙面上还有一条一条的纹路,这是怎么回事啊?"

　　如果出现上述情况,有可能您孩子的牙齿是出现了"釉质发育不全"这种疾病。

什么是釉质发育不全?

釉质发育不全或矿化不全,是牙釉质(牙齿最外层硬组织)结构发育异常的一种疾病。釉质形成不全主要表现为牙齿表面出现凹陷或一条条横纹;釉质矿化不全表现为牙齿白色不透光(正常的牙齿表面其实是有点通透的)。牙齿萌出后由于色素附着于牙齿表面并沉积下来,使牙齿的颜色逐渐变为浅黄色、橘黄色,甚至棕黄色。而且因为结构的异常,牙齿表面结构容易脱落,所以有些牙齿像缺了一块一样。

是什么原因导致这种疾病的发生呢?

导致釉质发育不全的因素主要有环境因素和遗传因素。

环境因素又分为局部因素和全身因素。局部因素:乳牙受到创伤或因为龋坏导致牙根部发生炎症,未及时处理,使炎性物质感染到乳牙牙根下方正在发育的恒牙胚,从而使恒牙发育受影响;全身因素:营养不良（特别是钙、磷、维生素A、维生素C、维生素D的缺乏），母体在妊娠期的严重感染，新生儿低钙血症，严重的儿童病毒感染（如肺炎和麻疹），儿童慢性疾病（如胃肠道和内分泌疾病）等。

那如何预防这种疾病的发生呢？

遗传因素我们难以控制，但环境因素我们是可以避免的。为了让宝宝拥有健康的牙釉质我们应注意：从胚胎到出生后7岁，要特别注意母体和儿童的营养和健康；预防全身感染；早晚认真刷牙，定期的口腔检查，涂氟治疗，及早处理龋坏的牙齿，避免根尖炎症的形成；饮食上宜食含维生素D多的食物。

如果已经发现宝宝的牙齿有问题，应尽快带孩子到口腔科进行检查和治疗。

参考文献

［1］Kim J W，Hu J C．Enam mutation in autosomal-dominant amelogenesis imperfecta：Journal of dental research，2005，84(3)：278-282

［2］Lini M，Amith M H．Oral Rehabilitation of a Case of Amelogenesis Imperfecta with Multiple Periapical Cysts.Int J Clin Pediatr Dent. 2008 Sep-Dec; 1(1): 25 - 31.

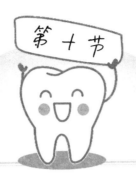

第十节

宝宝"换牙"了，家长您注意到了吗？

孙琪殷

宝宝6岁左右，开始换牙了。上文的科普里，我们提到了什么是乳牙。当宝宝的乳牙全都长齐之后，就开始帮助宝宝行使研磨食物，辅助发音的功能。几年过后，乳牙就要"退休"了。恒牙将会接替乳牙，陪伴宝宝一生。今天，我们来聊聊换牙那些事吧。

1. 什么时候换牙?

宝宝的20颗乳牙都是要替换的。换牙是一个漫长的过程,一般情况下,6岁前后开始换牙齿,直到12~13岁最后一颗乳牙脱落,足足有6~7年的时间。首先替换的下颌中切牙,也就是下面正中央的两颗小小的门牙(细心的爸爸妈妈们会发现,宝宝在几个月大时,最先长出来的就是这两颗牙哟)。

2. 换下来的乳牙有牙根吗?

其实恒牙在宝宝很小的时候就已经存在骨头里面,它就像宝宝在妈妈肚子里一样,要吸收营养,慢慢地长大,等它长到足够大了,才准备长出来。恒牙为了要长出来,迫使乳牙牙根开始吸收,变得越来越短,牙齿也开始松动,某一天,孩子可能啃了个苹果,又可能是咬了一口棒棒糖,牙齿就掉了,不久后恒牙就会破龈而出。所以,我们可以发现掉下来的牙齿是几乎没有牙根的。

3. 牙齿不掉怎么办？

"咦，宝宝乳牙还没掉，后面怎么长出牙齿来了？"不少家长会发现这种乳牙还没有脱落，新牙就从别的地方冒出来的现象。这种情况下，乳牙由于缺乏恒牙的压迫，牙根不吸收或者吸收得少，牙齿也不松动，以致新的恒牙长出来了，乳牙还没脱落，出现双排牙齿。如果出现这种情况，要记住带孩子找牙科医生拔掉乳牙哦，拔牙后新牙有一定概率会自行调整到正常位置上。

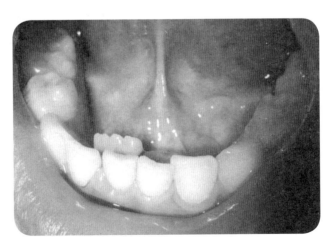

双排牙

4. 新牙形状有点怪，怎么办?

新的牙齿长出来后，我们会发现新牙的样子很奇怪，凹凸不平的，好像锯齿一样，也好像是嗑瓜子咬崩了一块。其实那是牙齿的发育结节，是牙齿正常的解剖结构。大家不用担心这种结构会影响美观，等时间一长，牙齿会因为长期的咀嚼而出现磨耗，就会慢慢变平整了。

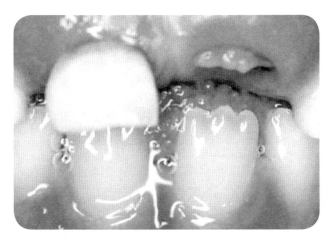

锯齿状的新牙

参考文献

［1］葛立宏. 儿童口腔医学. 4版. 北京：人民卫生出版社，2012.

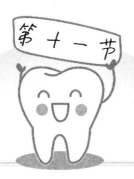

第十一节

"窝沟封闭" 知多少

黄　颖　雷期音

　　在我们平日接诊中发现，已经有很多家长开始关注窝沟封闭，但又不太了解。今天我们整理并总结了在临床中遇到的关于窝沟封闭的问题，并向各位家长进行介绍。

Haaaaaaaa !

什么是"窝沟封闭"？

"窝沟封闭"是指不损伤牙体组织，将一种材料涂布于牙齿各个面的深窝沟处，当它流入并渗透窝沟后变硬，形成一层保护性屏障覆盖在窝沟上，能够阻止细菌及有害物质对牙齿的侵蚀。

为什么需要做"窝沟封闭"？

宝宝刚萌出的新牙上，有许多细小的深窝沟，容易沉积食物、细菌，进而引起蛀牙。通过窝沟封闭材料将牙面的窝沟覆盖，隔绝外部食物的沉积、细菌的侵入，起到预防龋齿的作用。

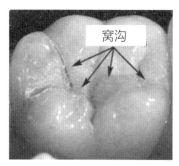
窝沟

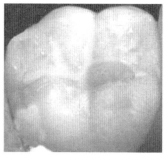

孩子什么时候可以做"窝沟封闭"?

"窝沟封闭"的最佳时机为牙齿完全萌出,且尚未发生龋坏的时候。乳磨牙3~4岁,第一恒磨牙(六龄齿)6~7岁,第二恒磨牙12~13岁。

"窝沟封闭"的过程?孩子会痛吗?

"窝沟封闭"是不破坏牙体组织的,只是将深窝沟封住,是无痛的操作过程,因此家长可以放心。

做了"窝沟封闭"后就不会得蛀牙了吗?

当然不是。"窝沟封闭"只是一个预防龋齿的手段,如果日常不注意饮食习惯,不注重刷牙,还是会得蛀牙的。因此,家长应降低孩子进食的频率,监督孩子早晚刷牙并检查刷牙效果,必要时需要帮助孩子刷牙,确保刷牙后牙面光滑。推荐使用牙线,可以有效地预防邻面龋坏的发生哟!

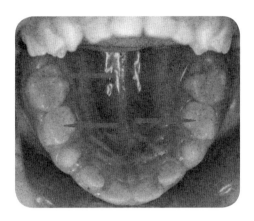

深窝沟

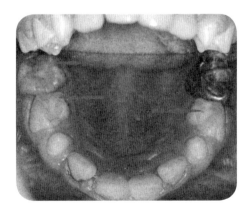

"窝沟封闭"后

家长请注意：

①"窝沟封闭"一般只针对有深窝沟、没有龋坏的后牙进行的，待后牙牙冠完全萌出就可以带宝宝来做"窝沟封闭"啦。

② 有些城市已开展了六龄齿的免费"窝沟封闭"的项目，家长可以按照学校安排带小朋友到指定的医疗单位进行"窝沟封闭"。

③ 家长一定要记住，"窝沟封闭"并不是预防龋齿的"神器"！养成良好的饮食习惯，好好刷牙，定期进行口腔检查才是拥有一口漂亮牙齿的硬道理！

④"涂氟"治疗和"窝沟封闭"是不一样的哟，"涂氟"是让牙齿提高"自身免疫力"，"窝沟封闭"是让牙齿穿上一件"小盔甲"。两种治疗都是非常适合宝宝的，也都是非常必要的。

⑤ 做了"窝沟封闭"的宝宝，也是需要定期复诊的哟！如果封闭剂脱落，则需要重新"封"上。

参考文献

［1］Beauchamp J，Caufield PW，Crall JJ，et al. Evidence-based clinical recommendations for the use of pit-and-fissure sealants：a report of the American Dental Association Council on Scientific Affairs［J］. J Am Dent Asso, 2008, 139（3）：257-268.

［2］司燕，郑树国. 窝沟封闭防龋. 中国实用口腔科杂志，2012，10:582-587.

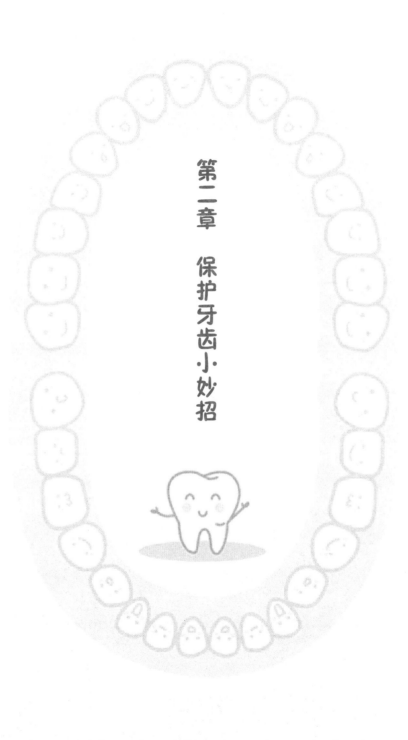

第二章　保护牙齿小妙招

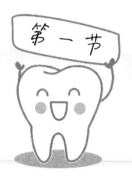

第一节

口腔健康饮食

杨柳青

妈妈们发现自己怀孕了，这时候妈妈们的饮食习惯就开始影响宝宝们的牙齿健康了。

首先，从胎儿期就应该注意加强牙颌系统生长发育所需的营养。怀孕期的妇女应从天然食物中摄入含有丰富的维生素A、维生素C、维生素D与钙、磷、氟的食物，如牛奶、蛋类、蔬菜、水果、各种豆类及海产动植物等，以利于胎儿牙颌系统的发育，提高牙齿的抗龋能力。

婴儿出生后建议母乳喂养。母乳中含有多种维生素、矿物质、蛋白质，能够充分满足儿童乳牙基质形成的需要，且含量比例最易被婴儿吸收利用，从而促进牙齿健康发育，有利于增强对乳牙龋病等口腔疾病的抑制作用。但值得注意的是，家长往往会进入一个误区，认为母乳含糖少，不会导致蛀牙的形成，其实母乳和奶粉一样容易导致蛀牙。因此，需要控制母乳喂养的时间及次数。时间太长，次数太多，孩子第一颗牙齿出现蛀牙的风险可能更高。6个月以后应开始添加辅食，用汤匙来喂，使婴儿从吸吮的方式改为多用唇、舌、牙龈及周围组织，促使乳牙茁壮成长。

幼儿期应控制宝宝进食过多的糖果和甜食。巧克力、饼干、蛋糕等食物含糖较多。这些食品容易黏附牙面，极易引起龋齿。乳磨牙萌出后应多进食粗硬的食物，如一些粗纤维的食物及软骨、牛肉干等。一方面，富含纤维素的蔬菜和水果如甘蔗、苹果、胡萝卜和芹菜等在咀嚼过程中有助于分泌大量唾液，还能清除附着在牙齿上或塞在牙缝中的食物残渣；另一方面，这些粗硬的食物能有效刺激颌骨的发育。若颌骨缺乏应有的刺激，很容易导致颌骨发育不良，进而导致牙列不齐。因此，希望宝宝拥有一口健康而整齐的牙齿，进食这些粗制食品很有必要。

参考文献

［1］Boyd LD，Rainchuso L. Association between early childhood caries，feeding practices and an established dental home，2016 Feb;90(1):18-27.

［2］Kato T1，Yorifuji T2，Yamakawa M3. Association of breast feeding with early childhood dental caries: Japanese population-based study.BMJ Open，2015 Mar 20;5(3):e006982.

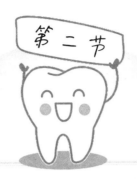

孩子"蛀牙"的预防，家长您做到了吗？

黄颖 罗薇 梁韵

在日常工作中，我们常常会遇到因满口"烂牙"前来就诊的小朋友。通过在接诊过程中与家长的沟通，我们发现有部分家长还是缺乏对孩子"蛀牙"预防的意识，甚至曾有家长向我们表示自孩子长牙后一直都没刷过牙。那么，要怎样预防孩子"蛀牙"呢？

不得不说，孩子易患龋齿，一方面与孩子饮食习惯及乳牙牙体的结构特点等有关，另一方面，与家长缺乏对孩子龋齿预防的意识和指导有着很大的关系。针对每一个年龄段，采取恰当和有效的家庭口腔保健是十分必要的。

胎儿期

孩子出生前，建议准父母先制订好未来的口腔保健计划。与孕期的母亲讨论孕期牙龈炎、口腔保健及新生儿口腔保健对于准父母非常有益。

专家建议：准备怀孕前，应先去口腔科进行全面的口腔检查，解决口腔内存在的问题，为怀孕期的口腔护理打下良好的基础。（只有妈妈口腔健康，才能吃嘛嘛香，生下健康的宝宝哟）

婴儿期（0~1岁）

在乳牙萌出之前清洁按摩牙龈将有助于建立一个健康的口腔生态环境且有助于牙齿萌出。即父母手指上缠上湿润的纱布轻轻地清洁孩子的牙齿和按摩牙龈组织。最简单的方式就是：父母可半抱孩子于胸前，一只手固定孩子，另一只手进行清洁，每天一次。不必使用牙膏，也不提倡使用。但可以用新型的、不含氟的牙齿和牙龈清洁剂。

专家建议：孩子第一次去口腔门诊检查最好安排在第一颗牙齿萌出的时间（约6个月时），最迟在孩子1岁前。此检查可详细了解孩子口腔情况，以及让孩子熟悉口腔治疗环境，减少牙科恐惧，同时可以给家长提供更多的口腔维护建议，特别是家长本身就是易患龋人群，宝宝则更是需要"重点保护"。

幼儿期（1~3岁）

从宝宝开始萌牙，就要开始刷牙啦，约3岁（具有正常含漱能力下）才可以使用含氟牙膏，防止吞咽。每次牙膏量为豌豆大小。此阶段是需要家长来完成的。刷牙姿势：① 膝对膝方式，一位家长固定孩子身体，另一位家长相对而坐刷牙（如下图），过程中尽量鼓励孩子。② 单人方式：家长坐于地板上，两腿前伸，孩子固定在两腿之间，头在家长大腿之间，胳膊和腿被家长小腿固定。同时可以开始教宝宝刷牙，让宝宝拿一把牙刷不放牙膏进行模仿。通过对婴儿进行口腔保健护理，您可以帮助他们预防龋齿，特别是能够阻止婴儿奶瓶龋(早期儿童龋)的发生。

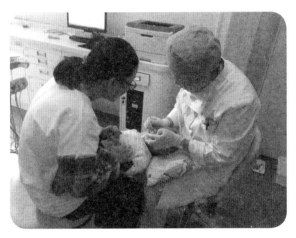

膝对膝方式

专家建议：这个阶段的宝宝，是易患龋时期，刷牙是必须的，同时，1岁的宝宝应该戒夜奶，戒奶瓶，习惯使用水杯和勺子，并且减少进食频率。最最最重要的是，睡觉前必须刷牙，必须刷牙，必须刷牙！！！（重要的事情说三遍！！！）家长一定要帮助孩子刷牙，刷完后的牙面上应该是光滑的，无任何食物残留的哟！

学龄前期（3~6岁）

这个时期的孩子刷牙能力大大提升，但是仍需要家长监督保证效果，建议可以开始使用牙线清除两牙之间的嵌塞物。

姿势：家长站孩子身后，头朝同一方向，孩子头靠家长的非优势胳膊，家长另一只手帮孩子刷牙。对易患龋病的孩子，可以在家长指导下使用氟凝胶和含氟漱口液。

专家建议：牙线的使用是非常必要的，可以清除牙缝中的食物残渣，减少邻面龋坏的发生。

学龄期（6~12岁）

家长的责任变为监督，应保证孩子刷牙的时间和质量。可以在刷牙后使用菌斑染色剂检查，帮助孩子客观认识刷牙的重要性。此阶段含氟牙膏是必须的，可以增加使用牙线的频率。

专家建议：家长需要密切关注孩子的口腔健康，这个时段的孩子，因为活泼好动，可能会造成牙的外伤。这个时期也是换牙的时期，建议每隔3个月去口腔科进行检查。

青少年期（12~18岁）

青少年存在逆反心理，且不能意识到口腔卫生的重要性，要培养其自觉进行口腔保健的能力。不良的饮食习惯和青春期激素的改变增加了青少年患龋齿和牙龈炎症的危险。家长在接受孩子个性改变的同时，也要培养其责任心，并继续监督指导孩子刷牙。定期口腔检查更是必要的！

专家建议：这个时期，孩子基本已换牙完毕，咬合关系是这个时期需要密切关注的，新长出的牙釉质没有发育完全，牙根也没有发育完全，建议每隔3个月去口腔科进行检查，及时去除菌斑以及进行咬合关系的检查，可以降低龋坏风险，建立正常的咬合。

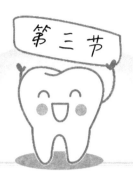

第二节

今天您刷牙了吗？

雷期音

孩子每天都刷牙，为什么还老是蛀牙？相信有许多家长都有这样的疑问：宝宝老是蛀牙，是怎么回事？是不是宝宝缺钙啊？怎么样才能进行有效的预防呢？

其实，最有效的预防龋齿（也就是"蛀牙"）的方法就是有效的刷牙！家长们会反驳道："我家宝宝每天都有刷牙呀，可还是有蛀牙？"那是因为宝宝没有做到"有效"的刷牙。今天我们就告诉大家，怎样才是"有效"的刷牙！

刷牙能清洁牙面，清除牙齿表面的食物残渣，使细菌无法在牙面上繁殖。牙刷在口内的运动不仅可以清洁牙面，对牙龈及软组织也能起到按摩作用。而错误的刷牙方法，不但不能有效清洁牙面，达不到预防龋齿的作用，甚至可能损伤牙龈。那到底怎样刷牙呢？今天我们介绍一种正确的刷牙方法！

Bass 刷牙法

将牙刷刷毛轻置于牙龈及牙面交界处，刷毛与牙面呈45度角，刷毛尖端稍进入牙龈与牙面处的间隙，水平来回颤动，颤动幅度小于2mm，来回颤动4~6次后，刷毛沿着牙齿方向，从牙龈方向向牙冠方向拂刷，刷上牙时向下拂刷，刷下牙时向上拂刷，每次刷1~2颗牙齿。完成后，进入下一颗牙齿的清洁。牙的内外面都要用此种方法。殆面（吃东西时上下后牙咬食物的面）则可以将牙刷刷毛垂直于牙面进行来回刷。

刷完之后的牙面必须是光滑的，无色素附着，无

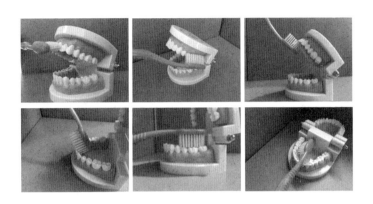

Bass 刷牙法

食物残渣附着的状态。每次刷牙时间要达到3分钟。
早晚要各刷一次，晚间的刷牙需要格外重视，切记刷
完之后不能再食用任何食物（如果汁、牛奶等）。

参考文献

［1］胡德渝. 口腔预防医学. 北京：人民卫生出版社，2003.

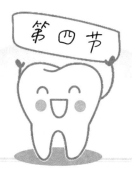

第四节

您的宝宝爱刷牙吗?

雷期音

大家一直都知道刷牙的重要性。但不少家长发出这样的疑问:"我家宝宝不爱刷牙,怎样才能让宝宝对刷牙产生兴趣,并坚持下去呢?"

相信这是不少家长面临的一个头疼的问题。如果您也是其中一员,那就请您耐心看下去吧。

Tips

① 宝宝对未知的世界充满着好奇，刚开始接触刷牙时，会因为"刷牙"是一种新鲜事物而产生浓厚的兴趣。这时，家长的示范就是最好的建立良好刷牙习惯的开始。家长可以在早晚刷牙时，让宝宝在一边观看，长此以往，宝宝不仅可以模仿家长刷牙的方式，同时也会在脑海中形成对一天刷牙的次数及时间的固定思维。

② 宝宝在模仿的同时，觉得刷牙是一件好玩的事情，尤其是对于好看的卡通造型的牙刷，有味道的牙膏等。家长不妨去寻找一些有意思的牙刷等，或带着宝宝逛逛牙刷牙膏的超市，让宝宝对刷牙工具产生兴趣。定期更换牙刷，也会让宝宝为了新的好看的牙刷而坚持刷牙。

③ 可以通过观看刷牙的动画片及漫画书，让宝宝了解到刷牙的重要性。现在很多手机和平板电脑里都有一些帮助宝宝认识和学习刷牙的软件，家长可以

好好利用哟！

④ 宝宝的思想单纯，当看到其他小朋友都学会了刷牙时，会让宝宝萌发大家都刷牙，那我也要刷牙的想法。

⑤ 当宝宝对刷牙已经建立起了浓厚的兴趣时，家长可以适当地跟宝宝做一些关于刷牙的游戏和比赛等。例如，可以和爸爸比比看谁的牙刷得更干净，在比赛的同时，不断鼓励宝宝，并可以给予适当的奖励。

家长是孩子的第一个老师，家长的思维习惯将会影响孩子的一生。

刷牙是陪伴孩子终生的习惯。刷牙兴趣的培养，其实最重要的是家长的意识。只有家长意识到刷牙能带给孩子无穷的益处时，孩子才会真正接受并获益终身。

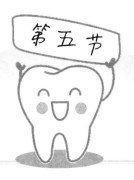

第五节

牙刷的选择

李燕玲

刷牙少不了刷牙的工具——牙刷。牙刷包括手动牙刷和电动牙刷。挑选牙刷也是有很多学问的,针对不同年龄和口腔具体情况的人群,牙刷的设计是不同的。根据刷头形状、刷毛排列的不同,牙刷又可分为通用型与特异型。通用型牙刷通常是直柄,刷毛软硬适度,排列平齐,毛束排列适度。特异型牙刷的刷头形状、刷毛排列形式、刷柄的设计各有不同。

那么应该如何选择合适的牙刷呢？首先合格的牙刷应具有以下特点：

① 刷头小，以便在口腔内转动自如，可以清洁到难以清洁的角落，但并不是越小越好，太小的刷头效率过低，一般能清洁到最后一颗牙即可。

② 刷毛排列合理，一般10~12束长，3~4束宽，各束之间有一定间距，有利于有效清除牙菌斑，又方便牙刷本身的清洗。

③ 刷毛硬度为中度或软毛，长度适当，平头牙刷的刷毛顶端磨圆钝，避免牙刷对牙齿和牙龈的损伤，肉眼很难判断刷毛顶端是否圆钝，一般刷牙时刷毛接触牙龈不应有痛感。

④ 刷柄易把握，不容易打滑。一般根据这个标准选择牙刷即可，但特殊的口腔情况应选择特殊的牙刷。具体有以下几种情况。

首先是儿童牙刷的选择。儿童是特殊人群，在不同的年龄阶段，其口腔环境有不同特点，因此应根据不同的年龄段选择不同的牙刷。

① 出生至6个月：无牙阶段，即使口腔中未见牙齿萌出，口腔清洁也是很重要的，进食完家长可以手指缠干净纱布，蘸清水或生理盐水擦洗小朋友的口腔。

② 6个月至2岁：乳牙萌出阶段，一般6个月时小朋友开始长牙，家长给孩子刷牙，可以从套型牙刷开始，戴上指套清洁每个牙面，孩子可配合后，改用宽柄软毛的儿童牙刷，利于成人握持，可清洁牙面，刷头周围最好是软胶的，防止戳伤牙龈和口腔黏膜。

③ 2~4岁：乳牙阶段，这个阶段20颗乳牙均已萌出，孩子可以开始学着自己刷牙，因此牙刷设计要能够引起孩子的兴趣并适合儿童握持，可以选择不滑的卡通牙刷柄，同时选择小头软毛的牙刷。

④ 5~7岁：儿童开始萌出第一恒磨牙，也就是我们常说的六龄齿，这是不会替换的恒牙，且位置较

后，清洁难度大。这个阶段应该选择末端刷毛长的刷头，有利于清洁萌出过程中的六龄齿。

⑤ 8岁：混合牙列，孩子开始换牙，此时口腔内牙齿排列常常不整齐，口腔清洁难度加大。

另外，还有一些特殊的牙刷。

① 电动牙刷：优于手动牙刷，在去除牙菌斑和减轻牙龈炎方面更有效。如果手动牙刷的使用效果不理想，可选择电动牙刷提高效率。但不应过度依赖工具而忽略了刷牙方法和时间。

② 正畸牙刷：正畸人群由于戴托槽、钢丝等附件，口腔清洁难度很大。正畸牙刷刷头使用U形或V形设计，更方便清洁牙面。但仅靠牙刷无法彻底清洁戴有牙套的牙齿，应结合牙间隙刷、牙线、冲牙器等。

③ 牙间隙刷：适合于牙周病的人群，牙间隙刷很小，可以清洁普通牙刷头无法清洁的牙缝。

选择合适的牙刷可减轻对牙齿表面的磨耗以及对

牙龈的刺激，可有效清洁口腔卫生。因此，应根据自身特点选择合适的牙刷，小朋友在不同的年龄阶段也应根据口腔情况选择不同的牙刷。

参考文献

［1］胡德渝. 口腔预防医学. 北京：人民卫生出版社，2012.

［2］徐韬. 预防口腔医学. 北京：北京大学医学出版社，2013.

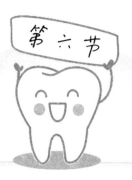

第六节

牙膏的选择

李燕玲

　　刷牙还有一种东西必不可少，那就是牙膏。牙膏是辅助刷牙的一种制剂，可增加刷牙的摩擦力，帮助去除食物残屑、软垢和牙菌斑，有助于消除或减轻口腔异味，使口气清新。那么，怎样挑选合适的牙膏呢？首先我们要认识一下牙膏的成分。牙膏的基本成分包括：①摩擦剂：通过刷牙时的机械摩擦作用，帮助清洁与磨光牙面，使牙面清洁、光滑、发亮，去除色素沉着、菌斑。摩擦剂的颗粒不宜过大，否则易损伤牙面，所以不应挑选质地过于粗糙的牙膏。②洁净剂：又称发泡剂或表面活性剂，可以降低表面张力，穿通与松解表面沉积物与色素，乳化软垢。这种成分可以产生我们喜欢的泡泡。值得一提的是，不是泡泡越多刷牙的效果越好，刷牙的效果更多地取决于刷牙方法和时间，以及牙刷、牙膏摩擦剂与牙面的摩擦作用。③润湿剂、胶粘剂、防腐剂：保持牙膏的性质稳定，简单地说就是使牙膏不容易变干和变质。④甜味剂、香味剂等：使牙膏具有我们喜欢的不同口味。

除了保证口腔卫生之外，一般我们选择牙膏的时候还会有不同的需求，比如防龋、美白等。这种具有特殊功效的牙膏我们称之为功效牙膏，是在牙膏中加入特殊功效成分的药物或化学制剂的牙膏。可根据不同需求选用不同功效的牙膏，主要有以下几种：

① 含氟牙膏：主要作用是防龋。许多家长担心小朋友过量吞服氟会导致氟牙症，其实只要学会"吐

口水"这个动作的小朋友就可以开始使用含氟牙膏了。因为含氟牙膏的防龋效果是肯定的。对于6岁以上的儿童和成人，每天用含氟牙膏刷牙两次，可达到有效的预防效果。美国儿童牙科学会建议儿童使用含氟牙膏时应遵循"低浓度、高频率"的原则，所以牙膏量不必过多，但应做到每日至少刷牙两次。2~5岁即可使用"豌豆"大小的含氟牙膏，注意每次刷完牙要漱口使口腔中无牙膏残留。但是在高氟地区，6岁以下儿童不建议使用含氟牙膏。

② 抑制牙菌斑与减轻牙龈炎症功效的牙膏：此类牙膏添加了抗菌成分或其他生物制剂，具有帮助减轻或抑制牙龈炎症的作用，但不是治疗牙龈炎的根本方法，不应依赖牙膏控制炎症而导致病情延误，若牙龈有红肿、出血等炎症症状，应及时到口腔科就诊。

③ 抗牙本质敏感牙膏：牙齿有时由于某些原因会出现冷热酸甜刺痛等牙本质敏感症状，此类牙膏可缓解牙本质敏感症状，可在咨询专科医生后使用。

④ 增白牙膏：牙面色素分两种。一种是外源性色素，比如吸烟、喝咖啡等导致牙面上色素沉积，这种色素，美白牙膏可起到一定的美白作用；另一种为内源性色素，一般是牙发育的时候异常而导致内部结构的色素沉积，牙膏对这种色素无效。无论是哪一种，牙膏的美白效果都是非常有限的，专业的牙齿美白应到医院就诊，在医生的评估与指导下进行。

⑤ 中草药牙膏：品种较多，但具体功效和机制尚不明确，有待进一步探讨。

总的来说，牙膏的选择首先应考虑其功效与安全性、专业人员与机构的认可程度。含氟牙膏在防龋方面的效果是肯定的，世界范围内也已推广应用，值得选购。

参考文献

［1］American Academy on Pediatric Dentistry Liaison with Other Groups Committee. Guideline on Fluoride Therapy[J]. Pediatric Dentistry, 2013, 35(5):165-8.

［2］胡德渝. 口腔预防医学. 北京：人民卫生出版社，2012.

.

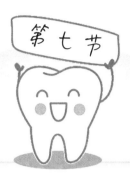

第 七 节

可别小瞧了"牙线"！

黄 欣

　　我们谈论了牙齿清洁的重要性，按量按质刷牙是孩子们每天必备的功课，而您是否知道，每天使用牙线对保持口腔卫生和刷牙一样重要呢？

Haaaaaaaa !

牙线为何如此重要?

牙齿像齿轮一样,彼此之间紧密地靠在一起,我们通常把牙齿之间的间隙称之为"牙缝"。这里最易残留食物残渣,滋生细菌,如不及时清除,则极其容易形成牙齿之间的龋坏。

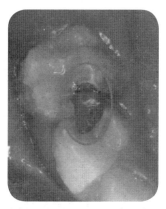

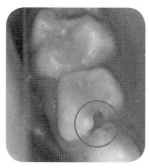
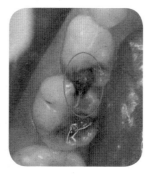

邻面龋——因食物嵌塞导致牙齿之间的龋坏

但单纯刷牙常常无法深入牙缝，不能达到有效的清洁，最终导致牙周病和龋齿。所以，使用牙线是刷牙以外的必要补充，是清洁牙缝的有效方法。

何时开始使用牙线？

美国儿童牙科医学会AAPD(American Academy of Pediatric Dentistry)建议儿童从有两颗相邻牙萌出时就可以使用牙线，并且每天必须至少使用一次。

选择何种牙线？

对于无法自主使用牙线的儿童，可以由父母帮助其使用牙线棒来清洁牙缝。市面上有专为儿童设计的牙线棒，卡通柄能增加孩子的兴趣，帮助孩子养成每日清洁护齿的好习惯，有的牙线还会涂氟以预防蛀牙。对于年龄较大的儿童，也可以慢慢学习使用普通牙线。

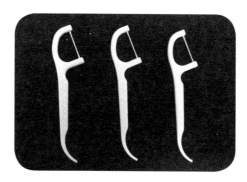

有柄牙线棒

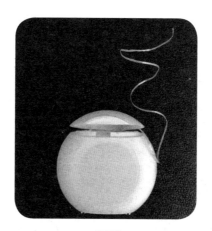

牙线

如何使用牙线?

　　将牙线慢慢摩擦进牙缝,贴着牙面缓慢滑进牙龈的最低位置。先贴紧一侧牙面做上下运动,使牙线能够刮除整个邻接面的牙菌斑，然后贴紧同一牙缝的另一侧牙面，重复上下运动。每一牙缝均使用干净的牙线重复上述动作进行清洁，并配合清水漱口，及时去除残渣。

　　牙线的使用可以在进食后清理食物残渣，也可以在晚上刷牙前，辅助口腔卫生维护，每天至少使用一次。

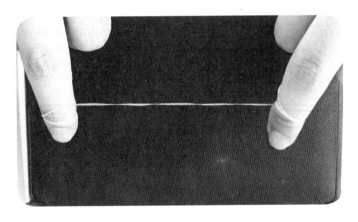

牙线预备动作（缠绕双手食指或中指）

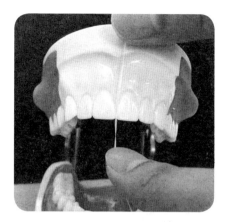

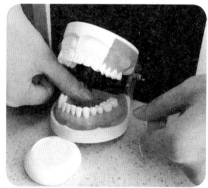

两种牙线用法

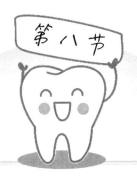

第八节

氟——牙齿小卫士！

梁　韵　苏梓甄

　　上面几节讲了刷牙方法，以及如何使用牙线防龋，那还有更多的方法吗？氟化物防龋一直是全球范围内最为普遍的防龋方法，今天我们就来认识一下氟。

什么是氟化物？

氟化物是一种自然形成的含氟元素的矿物质化合

物，是自然界中的一种微量元素。合理有规律地使用少量的氟化物可预防龋齿。在低氟地区，可以在自来水中加入适量的氟。调查表明社区饮水的氟能降低龋齿的发生率达50%，这意味着孩子的患龋率将会降低。

氟化物作为有效成分存在于许多口腔护理产品中，例如牙膏、漱口水、含氟凝胶、氟保护漆等。

氟化物如何防龋？

氟化物不仅能阻止牙釉质（即牙冠外层）脱矿，而且能促进牙釉质的再次矿化（在龋齿形成前帮助修复早期龋齿）。

另外，氟化物还能抑制口腔细菌活动，抵御酸性环境对牙体组织的侵蚀。

健康的饮食、良好的口腔卫生习惯、定期的口腔检查及氟防龋都能大大地降低患龋的风险。

氟化物安全吗？

合理用氟是有效安全的防龋方式，同时也是目前全球范围内最普遍的全面防龋方式。但是，凡事都有双面刃，有利就有弊，如果牙齿在发育期间暴露在过高浓度的氟化物中，发育则会受到影响，引起氟牙症。

所以，不同年龄的孩子应该使用不同的氟化物。对于婴幼儿，摄取过量的氟化物会引发氟牙症，但它通常对牙齿功能的行使是无害的，只是使牙釉质呈白垩样带状斑点或条纹、褐色凹痕，从而影响牙齿的美观。氟牙症的发展取决于摄入氟的总量及时间。如果已经形成氟斑牙，美学修复可极大地改善氟牙症引起的牙齿外观问题。

如何选择牙膏？

宝宝应该使用安全的含氟牙膏（检查牙膏上的标签，确认成分里是否含有氟化物）。每天刷牙2遍（早餐前和晚上睡觉前）好于每天刷1遍。爸爸妈妈应该控制好牙膏的用量避免宝宝过量吞咽，建议当孩子学会"吐"这个动作时，才给孩子使用牙膏。

2岁以下的宝宝使用薄薄一层含氟牙膏（约0.1g

牙膏，约0.1mg氟）；

2~5岁的宝宝，推荐使用豌豆粒大小的牙膏（约0.25g牙膏，约0.25mg氟）。

小贴士：

每隔3~6个月定期到医院检查，专业的口腔科医生有助于发现宝宝口腔问题，制订口腔保健计划，并进行氟化物防龋治疗，这是非常重要的！

参考文献

［1］http://www.aapd.org/media/Ploicie-Guidelines/G-FluorideTherapy.pdf.

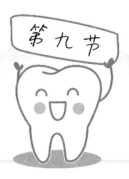

第九节

常规口腔检查有必要吗？

尹小萍

　　前面所说，宝宝大概6个月就开始长乳牙了。很多家长疑惑，需不需要带宝宝去做口腔检查呢？来就诊的不少已有蛀牙的宝宝们，都是第一次来看牙，不少家长表示，并不知道原来宝宝也是需要从小就要进行口腔保健的，等到了满口蛀牙、孩子开始喊疼、吃东西困难和影响美观时，才意识到问题的严重性。其实，孩子从长第一颗牙开始，就应该定期到口腔科接受检查了，这样家长可以学到全面的口腔卫生知识。乳牙是恒牙的基础，牙齿这一咀嚼器官的好坏直接影响食物消化的效率，进而影响孩子的生长发育。做好预防工作比任何治疗都有效！

小朋友应该多久检查一次牙齿呢？

小朋友应该多久检查一次牙齿呢？相信不少父母都会有这个疑问。美国儿童牙科协会（AAPD）指出，大部分小朋友每年应至少进行2次常规的口腔检查。而有些小朋友，由于本身患龋风险高、口腔卫生较差，或者牙齿不整齐等，需要进行口腔检查的次数可能更多。定期进行口腔检查，有助于儿牙医生为您的孩子制订最佳的诊疗计划。

宝宝没有蛀牙，为什么每年还要进行2次口腔检查呢？

有些家长可能认为，自家小孩的牙齿看起来挺好的，就没必要到医院进行常规的口腔检查了，其实这是一种认识误区。定期进行口腔检查，可以有效地预防龋齿等疾病。例如，常规检查时：医生能帮助小朋友清理牙齿上可能会导致牙龈炎或龋齿的食物残渣；可以进行常规涂氟，有助于预防龋齿；进行口腔卫生宣教，引导小朋友正确地刷牙和使用牙线，让小牙齿更加清洁；等等。

家长需要明白的是，龋齿并不是进行口腔检查的唯一原因，更重要的是，通过定期的口腔检查，儿牙医生能监测到小朋友口腔健康的持续性变化，及时制订相应的诊疗计划。

怎样才能帮助小朋友拥有更健康的口腔？

① 减少饮食频率（频繁的饮食可导致口腔内糖含量处于持续较高的水平，这为龋齿的形成提供了有利条件）；

② 每天用含氟牙膏进行两次有效的牙齿清洁；

③ 每天使用牙线（可以清除牙齿之间的食物残

渣，有效地预防邻面龋坏的发生）；

④ 适当的时候进行窝沟封闭（乳磨牙3~4岁，第一恒磨牙6~7岁，第二恒磨牙12~13岁）；

⑤ 定期进行口腔检查（建议每3个月进行一次）；

⑥ 在指导下摄入适宜浓度的氟化物。

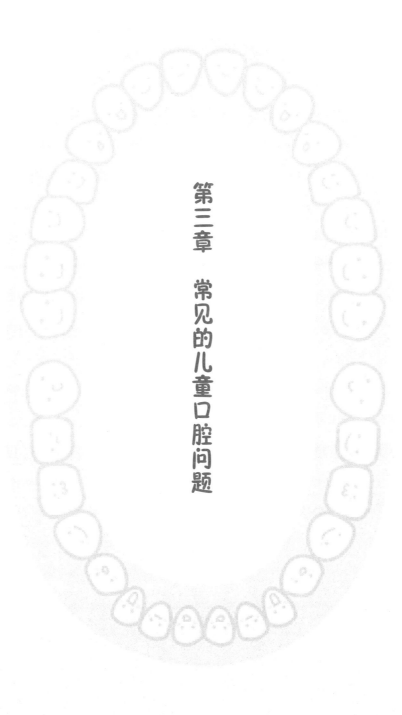

第三章　常见的儿童口腔问题

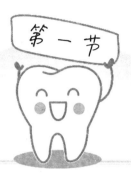

第一节

鹅口疮

黄　颖

　　新生儿和6个月以内的宝宝容易得鹅口疮。鹅口疮有什么表现呢？当发现宝宝口腔黏膜中出现乳白色凝乳状斑点或白膜（如下图），却又不容易被擦拭掉时，则提示宝宝可能得了"鹅口疮"。那什么是鹅口疮？该如何防治呢？下面将为各位宝爸宝妈们进行详细介绍。

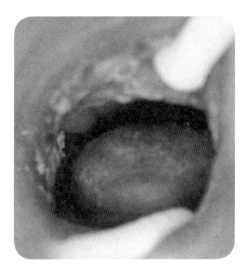

鹅口疮

为什么会得"鹅口疮"？

"鹅口疮"是由白色念珠菌感染所引起的一种疾病，多发生在新生儿和6个月以内的宝宝，主要是由于哺乳用具消毒不严或乳头感染所致，也可能因出生时经产道感染等所致。

"鹅口疮"有什么表现？

"鹅口疮"常见于宝宝的唇、舌、颊和腭部黏膜，表现为凝乳状的斑点，或白色微凸的片状假膜，假膜不易擦去，若强行擦去则会留下出血创面。与此同时，宝宝可伴有轻度发热、哭闹和拒食。

宝宝得了"鹅口疮"该怎么办？

当发现宝宝出现以上症状时，应先带宝宝至口腔科进行诊治。

可用棉签或纱布蘸取1%～2%的碳酸氢钠（小苏打）溶液涂布于患处，使用该溶液进行全口腔黏膜擦拭，并在哺乳前后擦洗宝宝的口腔，形成碱性环境阻止真菌的生长。

重症的宝宝则需要在医生的指导下口服抗真菌类药物，如制霉菌素、克霉唑等。

宝宝使用的所有用具都需要消毒。

如何预防"鹅口疮"？

① 由于"鹅口疮"多由于宝宝餐具的消毒不彻底引起的，因此家长日常要注意奶瓶清洗干净后再使

用，沸水蒸煮10～15分钟进行消毒，每天1次。

②宝妈在哺乳前，应该先用温开水清洗乳晕；每次抱孩子时都需先洗手；勤换内衣以及及时修剪指甲。

③宝宝的玩具和被褥也要注意定期清洗、晾晒；宝宝的洗漱用品要和家长的分开，并定期消毒。

④可多带宝宝参加户外活动，以提高宝宝自身的抵抗力。

参考文献

[1] 葛立宏. 儿童口腔医学. 2版. 北京：北京大学医学出版社，2013.

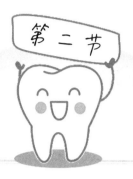

第二节

宝宝口腔长疱了，怎么办？

黄　颖

　　当发现2岁以下的宝宝出现发烧且哭闹得厉害、不想吃东西、流口水，牙龈红肿易出血，并在宝宝的口腔黏膜（如嘴唇、舌头、牙龈等部位）处发现了针头大小、散状分布的小水疱时，应该怎么处理呢？

　　① 这种情况下宝爸宝妈们不需要太恐慌，发现以上症状时及时带宝宝至口腔科就诊。一般来说，宝

宝口腔黏膜长小水疱多半是因为病毒感染所致，较常见的是疱疹性龈口炎和疱疹性咽峡炎，多为疱疹病毒所引起，需要在医生的指导下局部涂抹药物或口服抗病毒药物。

② 疱疹性龈口炎或咽峡炎感染性强、传播较快，夏、秋季为高发季节，尤其是2岁以下的宝宝是易感人群。

③ 看完医生后，需要按医生的要求让宝宝在家多休息，家中有几个孩子的，生病的孩子需要隔离，避免传染给其他宝宝。按时用药、保持口腔卫生。发烧是正常现象，因为是病毒感染，完全恢复需要大概2周的时间。

④ 需要特别注意的是，在此期间，家长要留意宝宝的变化，假如在宝宝的手掌、手臂、脚掌、腿部也发现了红红的小水疱或斑疹，或出现高烧，则提示可能宝宝得了手足口病，这种情况记得赶紧带宝宝到医院诊治。

⑤ 在生活中宝爸宝妈们也应该做好预防工作，

日常坚持做好宝宝餐具的消毒，勤换被褥，房间做好通风，并带宝宝进行适当锻炼以提高抵抗力，宝宝身体棒棒的才能更好地抵抗病毒的入侵。

参考文献

［1］葛立宏. 儿童口腔医学. 4版. 北京：人民卫生出版社，2012.

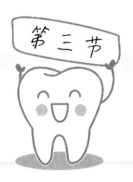

第二节

牙齿发黑发黄？一定是烂牙吗？

王 洁

作为一名口腔科医生，我在儿童口腔门诊的工作中经常遇到家长带孩子来检查口腔，着急地说最近几个月孩子的牙齿变黑了，甚至有的孩子只有1岁多，刚长门牙，牙齿就黑了。检查过后发现不一定都是烂牙，有的是牙齿表面的色素沉着。

在临床上这种牙齿发黑或发黄的情况是很多见

的。其原因大致可以分为外源性色素沉着和内源性色素沉着两种。

外源性色素沉着

外源性色素沉着，就是外在因素引起的牙齿发黑发黄，即有颜色的物质附着在牙齿表面。口腔是一个有很多细菌的环境，这些细菌能在牙齿表面分泌形成许多黏性物质。有些小孩子病了，家长喜欢给小孩子吃中药或中成药等，还有的小孩喜欢喝可乐一类的饮料，成人喜欢喝茶、喝咖啡，其中的很多色素停留在口腔，由于牙齿表面粗糙，不易清洁，口腔唾液流速慢等原因使这些色素附着在牙齿表面，从而导致了牙齿色素沉着。还有就是长期吸烟，会有色素吸附在牙齿表面，从而使得牙齿变黄或变黑。因此，想要牙齿美白，必须尽量避免吸烟，在吃药、喝茶或进食后要及时漱口，赶走可能附着的细菌和色素；每天坚持至少早晚两次刷牙，如果吃了中药等颜色深的药物或食物要立即漱口，清洁口腔；每隔半年至一年到口腔科进行检查，一般无须特别治疗，如果有强烈美观要求的可进行洁牙治疗，以去除沉积的色素和牙结石，治疗后一定要每日勤刷牙，否则很容易色素再次沉积。所以，小孩子一般没有明显的牙结石和牙龈炎症不建议洁牙。

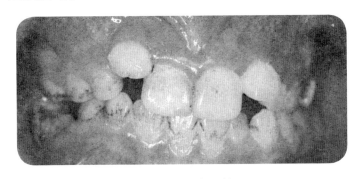

牙齿表面色素沉着

内源性色素沉着

内源性色素沉着是在牙齿发育过程中产生的颜色沉着，这类的颜色是存在于牙齿内部。例如，由药物引起的牙齿变黄，如母亲在怀孕期间，或儿童在8岁之前服用了四环素类的药物，萌出的恒牙就会变黄或变灰。这种情况20世纪后期比较多见，但由于越来越多的人意识到这个问题，现在已经很少见了。还有就是在有些山区，由于水中含氟量高，儿童在7岁以前饮用了这种含高浓度氟化物的水，就可能导致氟斑牙，牙面出现黄色、棕褐色斑块。这些就只能长大以后美容修复了。

需要特别注意的是：在牙齿烂牙或受撞击后牙髓坏死，与细菌分解产物结合，牙齿也会变黑。这样的情况通常发生在个别牙，不会像"色素沉着"发生在多个牙面，甚至全口牙皆出现这种现象；而且，因烂牙引起的牙齿颜色的改变往往会伴随牙体缺损的表现，如出现这种情况就需要带来口腔科进行检查及治疗了。否则不但变色，还可能在日后引起牙齿疼痛，发炎。

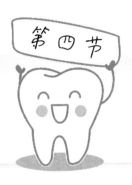

第四节

宝宝的牙齿摔伤了应该怎么办？

黄 颖

　　小朋友天性活泼好动，对身边的事物都充满好奇，特别是1~2岁的宝宝刚处于学习走路的阶段，在日常玩闹中容易发生碰撞、跌倒，增加乳牙外伤的风险。那么，当发生乳牙外伤时，家长要怎么处理呢？也有家长会认为，反正乳牙以后要替换的，可以不管，事实真的是这样吗？

乳牙外伤的危害

乳牙外伤可造成牙齿的缺损或缺失，继发感染；引起咀嚼功能障碍，影响宝宝生长发育等。还可对将来替换的恒牙胚造成损伤，表现为：恒牙牙胚萌出异常；牙冠部形成异常（釉质发育不全症、牙冠形态异常、萌出位置异常等）；牙根部的形成异常如牙根弯曲等；严重的创伤甚至可使恒牙胚坏死、发育停止。

因此，对于宝宝乳牙外伤可以不管的观点，答案当然是否定的。

牙外伤的分类

乳牙外伤根据不同程度可分为以下几种情况：

① 乳牙震荡：这种情况下，宝宝的牙齿没有明显的异常松动，牙齿没有产生可见的缺损，但有可能对牙髓的状态产生影响，因此家长不能忽视。儿童口腔专家建议：家长应注意长期观察牙齿有无变色，或出现牙龈红肿等情况，定期带宝宝进行复诊检查牙

齿情况。

②乳牙牙齿折断：根据牙齿折断的情况，可以分为：乳牙简单冠折、乳牙复杂冠折、乳牙冠根折及乳牙根折。专家建议：出现这种情况，需尽快带宝宝来医院进行检查，医生根据牙齿的折裂情况而决定是拔除还是保留。

③乳牙挫入：即乳牙根嵌入牙龈里，表现为患牙较相邻牙齿短。专家建议：出现这种情况，需尽快带宝宝来医院就诊。是否保留挫入的乳牙，取决于乳牙挫入的程度和牙根与恒牙胚的关系。假如挫入的乳牙牙根有可能损伤或压迫恒牙胚时，建议及时拔除，还要定期观察恒牙胚的情况。

④乳牙全脱出：乳牙的全脱出，一般不再植。专家建议：家长注意要在恒牙萌出前，带宝宝复诊检查恒牙胚的发育情况，假如发现萌出异常倾向则择期干预助萌、牵引等。

出现此种情况，家长应该怎么做？

当宝宝发生乳牙外伤时，家长应该马上用流动的水给孩子清理伤口，并用干净的纱布或药棉进行止血。

若发现牙齿松动、错位、折断或嵌入时，千万不要自行擦拭牙齿断面及晃动牙齿，以免加重病情，应立即将孩子送到医院，专业的医生将根据乳牙外伤的情况采取相应的治疗方式。

参考文献

[1] 葛立宏. 儿童口腔医学. 2版. 北京：北京大学医学出版社，2013.

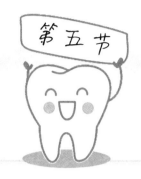

第五节

运动达人必备
——护齿器！

廖春晖

如果孩子喜欢上运动，怎样保护牙齿不受外伤呢？

什么是护齿器？

护齿器说白了就是一种保护牙齿的装置。

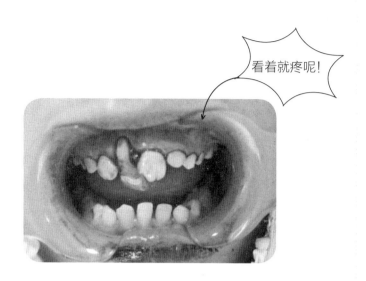

看着就疼呢!

是的，任何人生都不需要被指导，摔疼了自然就会回头，可是，怎么运动护牙非常需要被指导，牙摔了想回头太难也很痛苦。所以，请您接着往下看。

什么时候需要护齿器?

如果是专业运动员或者在学习篮球、足球、滑板、滑雪、跆拳道、散打等运动的孩子，在运动中涉及摔倒、身体接触、碰撞等危险可能，都需要定制护齿器，可缓冲撞击力量，将舌头、牙齿、颌骨的外伤概率极大地降低，并且可以降低外力对头部和颈部的撞击伤害。有磨牙习惯的人，晚上戴护齿器睡觉，也能起到保护作用。

其实这不是一篇简单的科普文，而是一个导航，它将指引您在最短的时间里学到保护自己免受伤害的一个重要方法，所以请看下一条。

如何选择护齿器

到口腔科就诊时，口腔科医生会给牙齿取印模，并送到加工厂制作完成，这种护齿套与牙列贴合度和稳定性好，保护性自然也更好。适用于从事对口腔颜面部有高度损伤危险的工作人员。（推荐！！！）

加热、咬合式的护齿器的形状预先成型过，将其放入水中加热可以改变它的形状，然后在口内咬合塑形，从而使它适合不同的人佩戴。这种护齿器在许多体育用品商店都能够买到，动手能力强的小伙伴们可以试试看。

好啦，我们的征途是星辰大海，我们的目标是没有伤牙，雄关漫道真如铁，而今迈步从头越，先从选一副合适的护齿器开始吧！

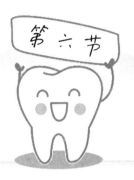

第六节

真的需要"剪舌根"吗？

——激光深度镇静下舌系带成形术

梁 韵

如今，依旧有很多人认为刚出生的小孩子都应该"剪舌根"（舌系带延长术），这样出血少，不会影响日后学说话。所以，在我们平日接诊工作中，经常可以见到家长抱着自己的宝宝（3个月到1岁）来要求"剪舌根"。那么，这些宝宝真的需要治疗吗？

舌系带，即张口翘起舌头时，在舌和口底之间的一带状组织。正常情况下，舌头活动自如，舌尖能自然地伸出口外。

刚出生的婴儿舌头的前端圆钝，舌系带延伸到舌尖或接近舌尖，随着舌及牙齿的发育，舌头的前端延长变成圆尖形，舌系带会逐渐向舌根部退缩，使舌头的灵活度增加。

所以，许多婴儿的舌系带短是不需要剪的。通常情况下，婴儿是能够适应这种状态的，舌系带短不会对他们的发音和进食有任何影响。随着宝宝渐渐长大，舌、颌骨及牙齿的发育，舌系带的位置通常是会有所改变以适应正在发育的口腔结构。

如果宝宝2岁半以后（乳牙全部萌出），出现发音不清，构音障碍，经口腔医生评估，确实是因为舌系带过短而造成卷舌音、腭音及舌音发音不准，吐字不清，才需要手术。（有种情况特殊：特别短的舌系带，可能在下乳前牙长出来的时候受到创伤，反复形成溃疡，这时就需要及时处理。）

什么样的舌系带需要进行手术治疗呢？以下指南可供参考：

① 舌系带附着在下门牙间，使下门牙产生缝隙；

② 舌系带附着产生的力量使下前牙向唇部或舌部倾斜；

③ 下前牙舌系带处反复溃疡，形成损伤；

④ 影响吞咽，舌头不能舔至嘴唇清洁牙面，伸舌时舌尖切迹呈"W"形；

⑤ 舌尖不能上翘至上腭；

⑥ 影响咀嚼方式。

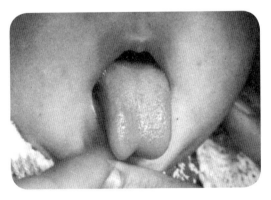

舌尖呈"W"形

激光深度镇静下舌系带成形术

"激光"舌系带成形术项目，是目前大多数医生追求的儿童口腔舒适化治疗的方法。在深度镇静下，使用激光对患儿进行舌系带成形术，患儿无痛苦。

"激光"特有的高效切割软组织功能，对舌系带进行切割并完成消肿处理，随后在"创可贴"程序中，可在创面形成灰白色薄膜，有止血及消毒的功效。手术创伤小，创口几乎不出血，基本不需要缝针，术程短，术后不易出现水肿等术后反应，孩子当日即可回家。

术前：舌系带短

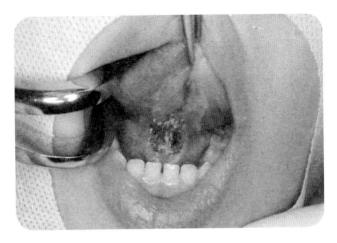

术后即刻

温馨小贴士

① 注意定期复诊，以便口腔医生能密切掌握宝宝的生长情况。

② 并不是做了手术后，宝宝就能说话清楚。发音是由诸多方面的原因综合影响的，包括大脑发育，中枢系统与口腔鼻腔的协调，语言环境等。家长切勿以为，单纯地做了舌系带延长术就能让宝宝发音清晰。

③ 在日常生活中，家长应耐心对孩子进行语音的训练，发音要准确，语速要慢，嘴型可以夸张一点，

让宝宝有机会模仿。同时，应尽量使用同一种语言交流（不要普通话和家乡话混用），给宝宝创造一个良好的语言环境，宝宝说话就会越来越流利和准确。

各位宝爸宝妈，你们清楚了吗？

参考资料来源

1. http://www.oralanswers.com/what-a-frenectomy-is-and-why-your-child-might-need-one/.

2. http://weibo.com/p/1001603910942210543973?from=singleweibo&mod=recommand_article.

3. http://www.kiddsteeth.com/articles/Does Your Child Need a Revision of the Lingual Frenum?.pdf.

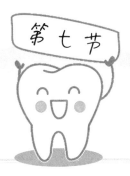

第七节

宝宝牙龈出血的8大可能

罗 薇

　　时常有家长带孩子到口腔科就诊，告诉医生孩子牙龈出血了，不知道是为什么?

何为牙龈出血?

　　牙龈出血是指牙龈自发性或轻微刺激引起的出血，引起牙龈出血的原因包括局部和全身两大原因。

可能导致牙龈出血的原因

1. 口腔卫生差

这也是最常见的原因，孩子未能坚持刷牙，造成软垢及菌斑堆积，诱发了牙龈炎，牙龈红肿，经常一碰触就易出血。这种情况的孩子需要培养良好的刷牙习惯，改善口腔卫生状况，牙龈出血情况就会慢慢好转。

2. 食物嵌塞

牙列拥挤或者排列不齐，牙与牙之间存在间隙时，容易造成食物嵌塞，刺激牙龈导致出血，需去除刺激因素，同时在刷牙后用牙线及时清理食物残渣。

3. 创伤性溃疡

孩子摔倒碰伤、过热食物烫伤、锐器物刺伤牙龈等造成牙龈出血，应及时去除创伤性刺激物，严重者请到口腔科就诊处理。

4. 乳牙脱落

乳牙在替换过程中，时常也会伴随着牙龈轻微出血，及时拔除松动的乳牙即可。

5. 长牙

正在长出的牙齿，孩子常拿手抠导致感染，用牙咬覆盖在牙上面的牙肉导致创伤，以及有不适感不敢刷牙，致菌斑堆积形成牙龈炎症，这些都可以导致牙龈出血，甚至有溢脓。轻微症状可不处理，改善口腔卫生即可。较重的炎症可就诊口腔科，医生会进行冲洗上药。

6. 瘘管

一般瘘管出现在有外伤的前牙、蛀牙的前后牙牙龈周边，通常有外伤史或者牙齿疼痛经历，伴随着瘘管流脓溢血，甚至面部肿胀。这类情况需及时就诊口腔科。

7. 疱疹性龈口炎

孩子有疱疹接触史，全身症状发病急，唾液增多流口水，有发热、烦躁、拒食等，口腔任何部位黏膜都可以发生圆形小水疱，最后破溃形成溃疡。这类疾病就常伴有急性牙龈炎，牙龈明显红肿，易出血。

8. 全身因素

对可能患有系统疾病的孩子进行内科会诊和血常规、凝血功能等实验室检查确诊，常见的牙龈出血的全身疾病有营养失调、全身抵抗力下降、白血病，应在口腔局部预防措施基础上，控制全身疾病，注意营养平衡、提高机体抵抗力，预防牙龈出血的复发。

参考文献

［1］葛立宏. 儿童口腔医学. 2版. 北京：北京大学医学出版社，2013.

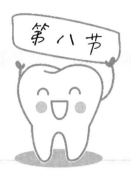

第八节

宝宝的上唇系带需要剪吗?

罗 薇

家长的疑问:很多家长会带孩子来儿童口腔科咨询,上唇系带夹在两门牙之间形成缝隙该怎么办?到底该不该剪掉来关闭缝隙呢?

正常及异常的上唇系带:上唇系带位于两个正中门牙之间的牙根部的牙床上,与上唇内侧黏膜连在一起形成一根细薄的带状物。随着牙齿的萌出及牙槽骨的生长，10岁前基本退到正常的位置。

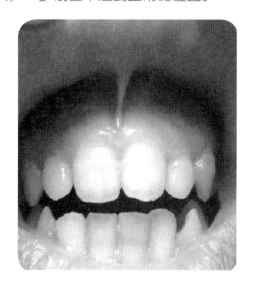

正常的上唇系带

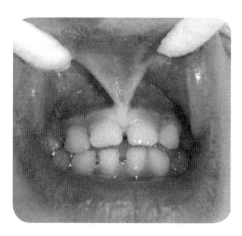

上唇系带附着过低（儿童）

　　上唇系带附着过低带来的苦恼：影响颜面、唇部、牙龈美观；影响正中间缝隙关闭，影响牙齿美观；导致咬合关系、唇活动异常；在一定程度上增加牙周病发生的可能性或加重原有的牙周病。

　　那么何时需要剪上唇系带？只有在上唇系带是上门牙正中间缝隙的致病因素时，才考虑实施上唇系带修整术，要在上颌的"虎牙"萌出时才能确诊，不推荐11岁或12岁前施行手术。

参考文献

［1］Padiatric Dentistry. Edited by Richard W Monty S.D Marie TH.

［2］葛立宏. 儿童口腔医学. 4版. 北京：人民卫生出版社，2012.

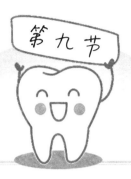

第九节

间隙保持器
——乳牙缺失需要修复吗？

郭　冰

　　我们在日常工作中经常碰到因为乳牙龋坏严重、牙髓根尖周病或外伤而不得不拔牙的情况。那么乳牙缺失后需要修复吗？未达到正常替换期的乳牙，尤其是乳磨牙过早丧失后，会使邻牙逐渐占据缺失牙位置、间隙发生变化、颌骨的正常发育受到影响及恒牙的萌出时间和顺序发生变化，导致继承恒牙萌出位置不足、萌出障碍、牙列不齐或牙列拥挤等错𬌗畸形。因此乳牙早失时，就到了间隙保持器发挥作用的时候啦！

什么是间隙保持器？

间隙保持器是口腔医生用来保持缺牙间隙的装置。乳牙早失后适时进行间隙管理，使恒牙在间隙充足的情况下顺利萌出。这也是间隙保持器的作用。

但是并非所有早失的乳牙都需要做间隙保持器，需要口腔医生进行判断。

常用的间隙保持器包括固定式间隙保持器和活动

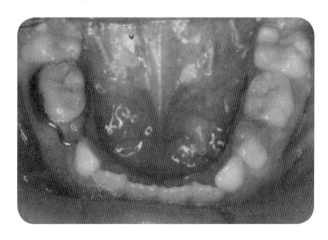

式间隙保持器。

上图为常见的带环丝圈式保持器，在选择的基牙上装配带环，通过弯制的金属丝维持缺隙的近远中距离，使得恒牙有足够的间隙萌出而不发生拥挤。

如果宝贝多颗乳磨牙缺失或上前牙缺失时，可使用活动式义齿，恢复咀嚼功能、改善外观及减少语音障碍。这种保持器需要宝贝的密切配合。

戴间隙保持器的宝贝需要定期每3个月复诊，一旦发现保持器松动、脱落、断裂或继承恒牙萌出，应及时复诊。

参考文献

[1] 葛立宏. 儿童口腔医学. 4版. 北京：人民卫生出版社，2012.

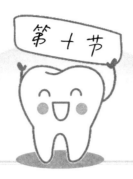

第十节

您是否谈"X线"色变？

梁 韵

孩子得了龋病，医生说需要拍X线片了。相信很多家长对于自己孩子在做牙科治疗时需要拍摄一次X线而感到困惑和恐惧，害怕射线对自己孩子的生长发育造成影响，也不理解为什么牙科需要拍摄牙片。那么，拍摄普通牙片真的会给宝宝带来不好的影响吗？

口腔X线片需常规拍摄吗?

不需要，儿童拍摄口腔X线片没有规定的时间表。每个宝宝都是独一无二的，所需要拍摄X线片的频率自然也不相同。只有当医生评估和诊断宝宝口腔状况，需要得到肉眼看不到的信息时才进行X线的拍摄。拍摄X线片的频率取决于宝宝的牙齿情况。去看牙医前，带上宝宝之前所拍摄的X线片，将会给医生提供更多帮助，并且可以减少拍摄次数。

总的来说，小朋友比成年人更需要拍摄X线片，因为他们的口腔生长和变化更为迅速，更易患龋。对于患龋高风险的儿童（易患龋或家长易患龋）或口腔里已有很多龋齿、补过很多次牙的孩子，美国儿童牙科医学会AAPD（American Academy of Pediatric Dentistry ）建议每半年拍摄X线片，来观察牙齿间龋病发展的情况。对于患龋低风险的儿童，则建议拍片的频率可以低一些。

孩子没有患龋也需要拍片？

X线片的作用不仅仅是发现相互接触牙齿间的龋齿及龋坏的程度。此外，还用于观察牙根的情况、牙胚发育情况、牙齿的萌出情况、诊断骨骼疾病、评估外伤严重程度或者制订正畸治疗计划，甚至可以帮助我们发现多生牙及先天牙齿缺失的情况。X线片是牙科医生的另一双眼睛，用于检查和诊断临床检查不能察觉的潜在病情。如果及早发现并治疗牙科问题，那么牙科护理的舒适性将会大大提高，同时治疗费用也会相应地降低。

拍摄口腔X线片安全吗？

拍摄口腔X线片是非常安全的。儿童牙医都会严谨地让宝宝和家长所受到的射线辐射降到最低。根据目前的安全指南，在牙科所接受的X线辐射总量是极少的，拍一张牙片所接受的辐射量和您看电视时所受到的辐射量相当。事实上，拍摄X线片的危害远远低于未被检查到和未被及时治疗的牙齿问题所带来的危害。

拍摄牙片时有保护措施吗？

拍摄牙片时，孩子穿上的铅制围裙或防护服就是一种最大程度的保护。现今先进的设备完全能过滤掉多余的射线，预防不必要的辐射，让X线光束聚焦在口腔内特定的部位。高速的胶片，数字化的X线和适当的防护保证宝宝接收最低的辐射量。

第四章 您的宝宝害怕看牙吗？

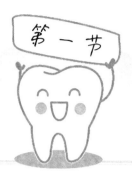

第一节

孩子来看牙，爸爸妈妈们可以做什么事情？

刘梓林

宝宝来看牙，宝宝不配合怎么办？爸爸妈妈们可以做哪些准备呢？孩子从长第一颗牙开始（6个月左右），就应该到口腔科定期检查。对于每个孩子，医生都要了解病史，牙科治疗史，饮食习惯，口腔卫生习惯。就诊前需准备好相关信息（例如，带好以前的病历、牙片等）。

第一次看牙

孩子到一个陌生的医疗环境，对孩子来讲是个全新的世界。在来看牙前，爸爸妈妈可以讲一些生动有趣的看牙的故事，或者找些看牙的动画片，让孩子有个初步的认识。孩子觉得看牙轻松、愉快，这将会使之后的诊疗活动更加顺利。总之，磨刀不误砍柴工，在之前就要做好首次就诊的心理建设。不要简单地告知不痛，这会让孩子把看牙和疼痛联系到一起。一般而言，在首次就诊时，医生大多是做常规检查和简单的保健工作。

孩子口腔卫生良好，没有龋齿，那么先恭喜您！但一定还是要定期带孩子来检查！

假若孩子有蛀牙，还不止一两颗，甚至是满口蛀牙，家长则需要格外重视了。按照医生制订的治疗计划进行医院内诊疗工作，并执行好医生告诉您的日常注意事项的内容，按时复诊，那么，在今后的治疗中您将会获得明显的效果。

第二次看牙

孩子经过第一次就诊后，对牙科诊疗和环境有了初步印象，第二次一般是正式进行牙科操作。

按照诊疗计划，一般先易后难，把简单的处理完了，等孩子慢慢接受了整个过程，再处理相对较难的问题。

一般来说，一次就诊只治疗1~2颗牙齿，切不可要求医生一次治疗多颗牙齿，孩子接受牙科治疗其实是非常辛苦的，孩子的耐性也有限，贸然处理多颗牙齿，只会导致在处理过程中孩子不再愿意配合，或下次不愿意再来看牙。

在整个治疗过程中，家长应多鼓励孩子配合医生。回家以后可以与孩子沟通交流，询问孩子的治疗感受，随后描述一段生动有趣的看牙过程，让孩子更乐意接受牙科治疗。

第N次看牙

孩子要开始接受更为复杂的治疗了，可以常常让他照镜子看自己的牙齿，或者家长也可以定期对孩子的牙齿拍照，对比前几次的照片，孩子就可以发现自己的牙齿变漂亮了许多，也就更愿意把牙齿弄好。

此外，家长要继续帮孩子刷好牙，改变易患龋的生活习惯。

当所有口腔的问题都顺利解决后——恭喜您！

最后的工作就是保持孩子口腔卫生，定期复查。牙齿治疗不是一劳永逸的事情，只有改变生活习惯，改变口腔内易患龋的环境，才能使孩子的牙齿一直处于最佳状态。这是需要家长和孩子共同努力的。

PS：建议您选择一位您信任的牙医，不要经常性更换医生，因为只有初诊的医生才更清楚您孩子的整体情况和整体治疗计划。

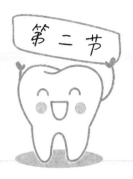

第二节

直视儿童牙科恐惧症

尹小萍

　　孩子在接受口腔治疗时，表现出极度的恐惧怎么办？下面我们来具体谈谈。在口腔科就诊过程中，小朋友对口腔治疗都存在着程度不一的恐惧感，由此产生了"牙科恐惧症"这一名词。"牙科恐惧症"，又称为"牙科焦虑症"，小朋友常表现为高声哭闹、肢体乱动、焦虑不安、拒绝治疗。

那么，引起"牙科恐惧症"的原因有哪些呢？

1.口腔科特有的环境

人往往会对陌生的环境充满着不同程度的不安，当小朋友来到医院这个环境，一些尖锐的器械、涡轮机转动的噪声、周围患儿的哭闹，甚至医生所穿的白大褂，都可能引起小朋友心理上的不安，而且，不同个性的小朋友的适应能力也会有所不同。有些小朋友很快适应新环境，甚至可能被一些五花八门的治疗器械所吸引，治疗过程顺利，积极；有些小朋友可能一开始有些许恐惧，但经过家长和医生的耐心引导，最终也能完成治疗过程；而有些呢，很可能从得知要去口腔科就诊时，就开始哭闹不休，恐惧不已，医生连最基本的检查都无法完成。

2.家长的教育

相信很多家长平时在小孩哭闹时，可能会说，"再哭，就让医生给你打针！"等，这无形中给小朋友灌输了"医生=可怕"的概念，所以，一旦到医院，小朋友会反射性的抗拒和恐惧。

3.治疗时疼痛

医生在治疗前会制订治疗方案，对可能产生疼痛的治疗，会预先打麻药，减轻疼痛，尽量做到无痛与微创。但是，由于设备的限制，患儿本身对麻药的耐受性、患儿的精神状态及医生的操作水平等，患儿可能会有或多或少的疼痛，造成小朋友拒绝治疗。

4.自闭症等

例如，本身患有自闭症的小孩，进行口腔治疗的难度大大增加。

怎么预防或减缓"牙科恐惧症"呢？

1. 家长教育与引导

首先，尽量不要用医生或医院来吓唬孩子，相反，平时要多和小朋友灌输医生是帮助大家解除病痛的朋友。在初次就诊前，最好和小朋友进行良好的沟通和引导，如讲一些关于蛀牙的卡通故事、图画，或者提前到门诊熟悉环境，尽量减少小朋友对新环境的不安。在治疗过程中，家长应鼓励孩子配合治疗。

2. 治疗过程尽量无痛

惧怕疼痛是小朋友牙科恐惧的一大原因，所以，医生在整个过程中，从一开始的口腔检查到治疗，都应尽量做到无痛，微创。打麻药时尽量避开小朋友的注意力，使用较细的针头，减慢打麻药的速度等，这都是一些需要注意的小细节。近年来，全麻治疗也日渐受到大家的欢迎。

3. 笑气的使用

孩子愿意接受治疗，也乖乖听话躺在了牙椅上配合医生的治疗，但在治疗中明显觉得紧张害怕，这个时候，在医生评估身体情况下，可以使用笑气，减轻孩子的紧张。

4. 全身麻醉

若孩子通过上述方法依旧无法配合治疗，那么在医生及麻醉医生的评估下，可以考虑在全身麻醉下进行牙齿的治疗。

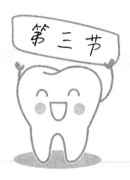

第三节

孩子看牙紧张焦虑怎么办？
——笑气

陈 宇

　　孩子看牙太紧张，不够配合怎么办呢？在我们的日常工作中，常会见到许多孩子一看到穿白大褂的医生就非常紧张，要么紧闭双唇，要么紧张得想吐，想让他们乖乖张大嘴巴给医生补牙？太难了！

　　但是不是孩子紧张怕痛就不看了呢？当然不是！蛀牙可是越拖越严重呢！等到孩子牙齿痛，牙龈发炎的时候就为时已晚，不仅影响功能，而且对新牙的发育十分不利。

相信很多家长都听说了有一种神奇的气体，吸入之后孩子就能够放松下来，乖乖听话。

这种气体叫作笑气，学名叫作一氧化二氮，吸入后有镇静、镇痛作用。在牙科治疗的过程中让孩子吸入氧气含量大于50%的笑气和氧气的混合气体，可以使孩子达到放松的状态，配合以局部麻醉，可达到镇静无痛效果，从而配合医生完成牙科治疗。

该技术，可以帮助您的孩子在舒适的条件下完成牙科治疗。

笑气镇静下牙科治疗

笑气吸入镇静技术已经有一百多年的历史，因此通常情况下是安全的。但仍需关注孩子是否有全身系统性疾病或药物过敏史，就诊时是否有呼吸道感染，例如感冒、咳嗽等，术前要禁食至少6小时，禁水2小时。因为在吸入气体的过程中需要孩子能够表达自己的感受，只适用于4岁以上有牙科恐惧症的儿童及成人，小于4岁和歇斯底里哭闹拒绝配合的孩子是不适用的，那么他们要怎么办呢？请关注：全麻下牙科治疗的那些事儿。

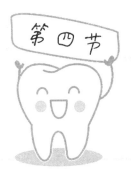

全麻下牙科治疗的那些事儿
系列1

罗 薇

常常会有家长苦恼于宝宝的一口"烂牙"，但是却因宝宝牙科恐惧极度不配合而束手无策；或者患有全身性疾病，如脑瘫、自闭症、唐氏综合征等且满口蛀牙的孩子，却因为无法常规配合牙科治疗而不得不放弃。全麻下牙科治疗是医生解决患儿口腔问题的最终选择。

完成全麻下牙科治疗不单需要专业的儿童口腔医生，而且必须拥有过硬的儿童专科麻醉医疗团队的支持。本系列科普文将对全麻下牙科治疗的那些事儿做一一介绍。

问：何为全麻下牙科治疗？

答：全麻下牙科治疗（dental general anesthesia，DGA）是使用麻醉药物让儿童进入无意识状态，气管导管保证通气，在严密的监护下进行全口牙科治疗的一种方法。过程中需要专业的儿童麻醉医生、口腔医生和护士共同配合完成。一般来说，术前严格把握适应证、禁忌证并进行完善的手术前评估，实施全麻下牙科治疗是安全、有效的，是一项已经非常成熟的临床技术。

问：哪些孩子需要做全麻治疗呢？

答：① 患儿身体情况特殊，有智力或全身疾病问题，无法配合治疗；

② 3岁以下需要立即治疗的低龄患儿，因年幼不能配合治疗；

③ 非常不合作、恐惧、焦虑、抵抗或不能交流的儿童或青少年，多颗牙齿需要治疗，并且在短期内行为无法改善；

④ 患儿有多颗牙齿需要治疗，患儿和家长无法多次就诊；

⑤ 因急性感染、解剖变异或过敏，患儿进行充填治疗或外科手术时局部麻醉无效；

⑥ 家长担心束缚下牙科治疗会对患儿心理造成伤害，使用全身麻醉可以保护其心理伤害和避免束缚治疗时的医疗危险。

专家建议：一般2岁以上且有6颗以上的龋齿，无法配合治疗的患儿可考虑全麻下牙科治疗。

问：哪些孩子不能做呢？

答：① 全身麻醉禁忌证；

　　② 患有呼吸道感染；

③ 伴有发热的系统性疾病的活动期；

④ 仅个别牙需治疗，且配合完成治疗。

参考文献

[1] 葛立宏. 儿童口腔医学. 2版. 北京：北京大学医学出版社，2013.

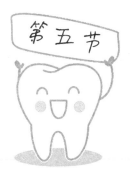

全麻下牙科治疗的那些事儿系列2

罗　薇

在全麻下牙科治疗那些事儿系列1中我们初步介绍了其适应证和禁忌证，家长可对照自家孩子情况来初步评估是否考虑进行全麻下牙科治疗，为第一次就诊做准备。

家长需要做的准备

① 知识的储备：在就诊口腔科前，在网上查阅全麻下牙科治疗相关知识，特别是客观认识全身麻醉安全性、牙科治疗的必要性，口腔卫生保健的重要性；

② 医院的选择：目前，在国内仅有少数具有规模的医院开展全麻下牙科治疗，需具备相应的麻醉和抢救设备，专业的儿童麻醉医生、口腔医生和护士；

③ 资料的准备：就诊时必须带齐孩子的所有相关的病历（包括本院和外院）、检查检验结果、牙片等。

就诊时必须如实告知患儿病史，包括药物过敏史，过往疾病史，手术史，牙齿疼痛史，喂养史以及其他特殊情况等，这一切关系到患儿全麻下牙科治疗安全性问题，不可隐瞒！

孩子需要做的准备

家长可给孩子买些关于牙科方面的卡通故事书或

者下载视频，如我们团队的动漫作品《阳阳牙齿历险记》，给孩子熟悉一下牙科治疗的环境，尽量让他们了解治疗牙齿的重要性。或者在家跟孩子模拟来医院

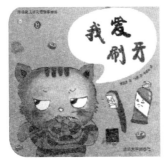
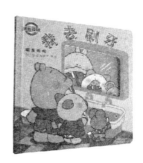
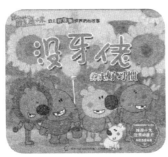
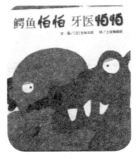
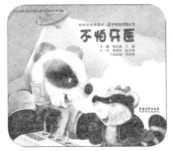
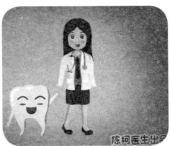

看牙的情景剧等，目的是尽量降低孩子的恐惧心理，以帮助完成第一次就诊检查。

孩子全身情况的准备：尽量保证近期无感冒、发烧、咳嗽、流鼻涕等全身状况，以免影响全身检查。

第一次就诊，医生会做些什么?

① 详细的问诊，包括前面所提的病史，查阅相关病历。

② 详细的口腔检查，初步判断是否符合牙科全麻适应证，有特殊情况的孩子（如脑瘫、自闭症、唐氏宝宝、血液病患儿等），需要转麻醉疼痛科、血液科等相关科室会诊。

③ 若初步判断可行全麻下牙科治疗，儿童口腔医生必须与家长进行充分的交流，告知全身麻醉存在的风险、全麻下牙科治疗的必要性、治疗费用、基本手术准备流程、全身检查的重要性，手术排期等待时间、排队期间注意事项等，让家长充分考虑清楚，接受并认可全麻下牙科治疗后，再开始进行查体排除手

术禁忌证。

④ 严格把握全麻下牙科治疗的麻醉适应证，患儿需进行查体，包含心电图、胸片、血常规、肝肾功能及凝血四项等排除手术禁忌证，必要时需麻醉疼痛科、血液科等多科会诊。查体前确定患儿近期无感冒、发烧、咳嗽、流鼻涕等全身状况。

⑤ 术前医生会制订适合患儿的治疗方案，以及口腔卫生宣教、护理指导、饮食指导及复诊建议等，最后手术前会跟家长签署手术知情同意书、麻醉知情同意书。

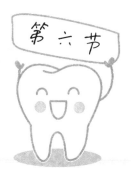

全麻下牙科治疗的那些事儿系列3

罗 薇

前面系列中提到孩子需要完成全身检查，排除了全麻下牙科治疗的手术禁忌证后，终于等到了给孩子做治疗的那一天，家长有些许紧张的同时千万记得如下的手术前注意事项，为孩子的手术做个万全的准备！

手术前必须禁食固体食物8小时（如面包、粥、面、粉等，即除水以外所有的食物），禁饮水4小时。如果胃没有排空，在全身麻醉时将会发生呕吐或误吸，造成呼吸道梗阻、吸入性肺炎，甚至窒息危及生命。

特别注意：

① 家长一定要特别注意这点，切不可因心软觉得孩子可怜瞒着医生给孩子进食，孩子的生命安全才是最重要的。

② 应特别注意手术前孩子的日常起居，确保手术前一周内患儿没有感冒、发烧、咳嗽、流鼻涕、腹泻等，以免手术不能如期进行。

③ 准备纸尿裤一条，因为全麻下牙体治疗时间较长，且不插尿管，在术中补液过程中防止尿床影响手术进程。

④ 手术当天给患儿穿着易穿脱宽松衣裤，不能佩戴首饰（头饰、手链、脚链、项链等）。

手术当天为孩子准备玩具，可以起到术前术后稳定孩子情绪的作用。

⑤ 手术当天应带好以前看病的病历本，购买新

的病历本，并带齐所有检查单、化验单等。

⑥ 按照护士通知报到时间准时报到，并办理相关手续。手术结束时间可能会提早或延后，具体时间以上一台手术结束为准，家长可在专门的休息室休息等候。

⑦ 最好有两位成人陪同孩子入院，手术过程中，应至少有一位家长留在休息室等候，医生可能会需要在手术中途与家长进行沟通治疗方案。且术前术后需要家长办理手续等。

参考文献

［1］秦满，夏斌. 儿童口腔科诊疗指南与护理常规. 北京：人民卫生出版社，2015.

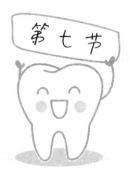

第七节

全麻下牙科治疗的那些事儿系列4

罗 薇

　　终于轮到宝宝做手术了，那么全麻手术后家长要注意什么呢？因为每个孩子全口患牙的复杂程度不同，从而手术时间长短不一。从简单到复杂一般历时1~3小时不等，家长在手术室外等待的时间会感觉很漫长，可以分散一下注意力看看书、看看视频、周围逛逛，前提是保证手术室外有一位家长留守。终于等到孩子做完手术了，手术非常顺利，高兴的同时必须记住如下术后注意事项噢！

① 孩子术后会在麻醉复苏室复苏，复苏后家长接到孩子在观察室平卧观察，肩部垫小枕头，头偏向一侧。

② 患儿苏醒后可能会表现为比较烦躁，一般在一段时间后自然缓解，家长注意看护好孩子，预防跌倒或坠床；给孩子讲故事、玩游戏，分散孩子的注意力，降低不适感。

③ 患儿清醒1小时后经麻醉医生评估后方可进食，先适当喂少量水，在患儿没有呕吐或者其他不适后才可进食（如牛奶、果汁等），应避免热、刺激食物。当天回家后进食半流质食物，24小时后可正常饮食。

④ 留院观察时间因人而异，一般在2小时以上，麻醉医生和手术医生评估达到离院指征，护士做术后宣教之后方能离院。

⑤ 术中治疗可能需要注射口腔局部麻药，术后

患儿会局部感觉软组织麻木，注意不要让孩子咬嘴唇、舌头等，避免创伤性溃疡，麻木感一般2小时后才会消退。

⑥ 术后患儿口内会有少量血丝，属正常情况；特别是有拔牙的患儿，不要吮吸伤口，不要反复漱口，当天不刷牙，避免拔牙后出血。

⑦ 因为全麻术中有插管，部分患儿术后可能出现鼻腔不适、声音嘶哑、咽喉部不适等，多数可在数天内自行缓解。

⑧ 术后口腔内咬合关系会发生变化，患儿会逐渐适应新关系，应一周内尽量进食偏软食物。

⑨ 术后孩子体温可能会稍高（一般不超过38摄氏度，不需要药物降温），适当增加饮水次数，孩子体温会逐渐降到正常，若有其他特殊不适，及时返院就诊。

⑩ 离院途中患儿尽量保持卧位、家长抱位，不要坐副驾驶位，应有专人照顾患儿至次日晨，其间尽量不要下床活动避免摔倒。

⑪ 口内若有缝线,会自行脱落。

⑫ 全身麻醉下治疗牙齿的方法与常规条件下治疗方法无差异,并不会因为全麻下治疗就可以保留本来应该拔除的牙齿。深龋充填治疗后的冷热刺激不适感可能会存在一段时间,根管治疗后的患牙也可能会有咬合不适,胀痛感,一般会逐渐消退。

⑬ 治疗过的患牙仍然可能会发生继发龋坏、牙髓炎、根尖周炎等,家长必须重视口腔卫生,养成良好的卫生习惯,预防口腔疾病再发,遵医嘱按时复诊。

参考文献

［1］秦满,夏斌. 儿童口腔科诊疗指南与护理常规. 北京:人民卫生出版社,2015.

第五章 浅谈错𬌗畸形

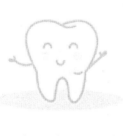

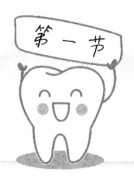

第一节

咬合发育管理之不良习惯篇
——吮咬习惯

熊华翠　黄纹祺

什么是吮咬习惯？

常见的吮咬习惯有吮指、咬唇、吮颊和咬异物。吮咬习惯常发生在婴儿时期，常常在哺乳时间之外或睡眠时吮吸手指，吮颊或吮唇等。婴幼儿通过吮吸感知这个世界，甚至在胎儿时期他们已开始吮吸手指。

吮指习惯对牙齿和颌骨有害吗?

大部分儿童在3岁左右停止吮咬，若持续吮咬则会对牙颌面产生不良影响。吮咬习惯引起的错𬌗畸形，包括由被咬物引起的局部畸形和由于肌力平衡破坏造成的其他牙颌面畸形。

1. 吮拇指

拇指放在上下前牙之间可造成上前牙前突、下前牙内倾、前牙开𬌗等。

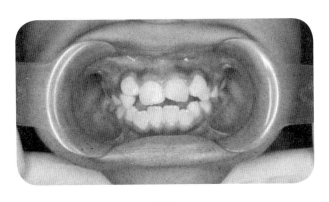

开𬌗

2. 吮指

其他手指吮吸常引起下巴过度前伸，造成上下前

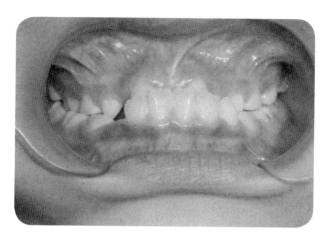

反殆

牙切缘相对，甚至"地包天"。

3. 吮咬唇

咬上唇，下巴前伸，上前牙区唇肌张力过大，妨碍上牙弓前段发育，易形成"地包天"。咬下唇，常造成上前牙前突，形成"哨牙"。

4. 吮咬颊

由于吮咬颊部，牙弓颊侧压力过大，妨碍牙弓宽度发育，易形成上下牙弓狭窄，牙列不齐。

5. 咬物

如咬铅笔、咬衣服、啃指甲等，在咬物的位置上常呈局部小开𬌗。

如何阻止儿童的吮咬习惯？

多数儿童随着年龄增大，吮咬习惯自动停止。持续吮咬的儿童则需父母和儿童口腔医师的帮助。当小朋友能理解不良吮咬习惯带来的不良后果时，父母和儿童口腔医师需不断鼓励小朋友停止这种习惯。若仍然不起作用时，儿童口腔医师则会通过矫治器来阻断这些不良习惯。

通常建议孩子的第一次口腔检查不超过2岁，同时，孩子的第一次正畸检查不应该超过7岁。这样，不仅能保证孩子口腔健康，还能确保孩子拥有健康甜美的微笑和自信。

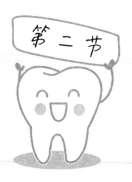

第二节

浅谈"地包天"

熊华翠

　　"地包天"或"兜齿"，其学名为"前牙反殆"，是指正中咬合时（就是吃饭，咽口水的时候上下牙齿接触的位置），正常人这个时候的牙齿情况应该是上面的牙齿盖住下面的牙齿，而"前牙反殆"的病人呢，部分或全部上前牙在下前牙的后方，就像下图一样。

广义的反𬌗包括前牙反𬌗、后牙反𬌗和全牙列反𬌗，面型通常为凹面型（就是从侧面看过去下巴好像比上嘴唇更突出，整个侧面看上去在上嘴唇那部分是凹进去的，有点像弯弯的"月亮"）。

那究竟是什么原因会导致"地包天"这种异常且难看的面型呢，且听慢慢道来。

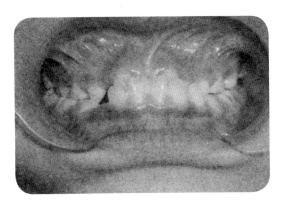

前牙反𬌗的侧面型

导致"地包天"的原因主要有以下几点：

1. 遗传因素：有关资料显示，近50％的患者1~3代的血缘亲属中有类似的情况存在，同时也会受到环境因素影响。

2. 先天性疾病：如腭裂患者，上颌骨发育不足，易造成前牙反殆。

3. 全身性疾病：如佝偻病、内分泌紊乱等，相关代谢异常可能导致下巴前突。

4. 除了先天性和全身性因素外，后天局部因素也可能会导致反殆发生，包括：

① 奶瓶哺乳不良姿势：很多家长会让婴儿平卧自己抱着奶瓶吸奶，这时下巴需向前用力吸吮，会使宝宝习惯性地前伸下巴，久而久之，身体会以为宝宝需要用这种下颌前伸的姿势来获取食物，所以不管是关节也好，下颌骨也好，都会努力地向前伸以及生长，这就导致下颌骨比上颌骨要长得多，于是，就形成了前牙反殆。所以，年轻的宝爸宝妈们，喂奶时千万别偷懒啊，别让小孩用这种姿势吸奶。

正确的喂养姿势为45°的斜卧位或半卧位。

② 口腔不良习惯：吐舌、吮指、咬上唇、下巴前伸等。也是同样的道理，习惯了这些动作，人体的大脑就会以为这个是必需的，所以就"助纣为虐"啦！

若家长发现患儿有持续的不良习惯，应尽早来医院就诊，尽可能早地破除这类不良习惯，预防错𬌗畸形的发生。

③ 多数乳磨牙早失：行使主要咀嚼功能的后牙没了，不得不用前牙进行咀嚼，本来下前牙是在上前牙里面的，可是这不方便磨碎食物啊，怎么办呢？于是，"聪明"的大脑想出了一个办法，就是让下巴前伸，使上下牙的切段咬上，逐渐下巴前移又成了一种"生存必需品"，于是反𬌗形成了。

因此，保护牙齿，保持牙列的完整，对面部发育相当重要！那怎样做到呢？好好刷牙，且每天至少早晚两次刷牙，每次刷3分钟，并配合牙线的使用，晚上刷牙之后不能再吃除了白开水之外的任何东西。每3个月来口腔科进行一次检查和保健！

④ 乳尖牙磨耗不足、乳磨牙邻面龋坏等：乳尖牙，就是我们指的虎牙了，有的时候上下的虎牙谁都不肯落后，都长得高高大大的，于是，下面的虎牙就挡住了上面的虎牙。而乳磨牙，也就是后面的大牙，

本来我们的大牙都是有牙尖的，𬌗面有很多窝和沟，这些结构就是帮助上下牙找到合适的位置进行咬合的，而邻面的龋坏，使我们后牙的外形破坏，长度减小，这样，上下牙就不知道该咬到哪里了，于是咬合系统就乱套啦！

定期看牙医，医生尽早将不利因素去除，避免错𬌗畸形形成。而对于后牙的邻面龋坏，"牙线"就是神器！！！如何使用牙线呢？请翻阅之前的文章哟！

不同的反𬌗类型有不同的治疗方法。家长若发现患儿出现"地包天"面容，应及时就诊，口腔医生会根据相应情况做相应处理，以解除反𬌗情况，或避免患儿由于上颌骨长期受到下颌骨的抑制而影响其发育，从而导致更为严重的反𬌗形成。

参考文献

[1] 葛立宏. 儿童口腔医学. 4版. 北京：人民卫生出版社，2012.

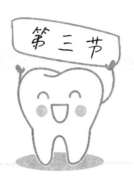

第三节

儿童腺样体面容是怎么一回事？

李美美　黄纹祺

　　很多家长发现孩子长期张口呼吸，面型不好看，网上查了资料后，怀疑小孩"腺样体面容"而前来口腔科就诊。那么，儿童腺样体面容是什么样的呢？其表现有：① 患者都有不同程度的小鼻、口唇厚而干、上唇短翘、下唇外翻、唇肌松弛等。② 牙列：牙列拥挤、牙齿外凸、上牙弓狭窄、腭盖高拱、上下牙弓不匹配。③颌骨：下颌后缩、下颌角角度异常增大、长脸、开殆等。④无精打采：精神萎靡、记忆力下降、反应迟钝等。

了解腺样体面容，我们首先要认识腺样体。腺样体也称为咽扁桃体或增殖体，位于鼻咽部的顶部与咽后壁处，属于淋巴组织，表面呈橘瓣样，呼吸道的第一道防御门户组成之一。出生后逐渐长大，约6岁时达到最大程度，10岁时逐渐萎缩，青春期前逐渐消失。腺样体肥大是咽扁桃体的病理性增生肥大，常起于咽部感染和反复炎症刺激，身体抵抗力下降、寒冷刺激引起的上呼吸道感染、空气污染、变态反应等，均可使腺样体肥大。儿童因腺样体肥大堵塞后鼻孔及咽鼓管咽口，造成鼻呼吸障碍、张口呼吸，进而导致腺样体面容。

腺样体面容是腺样体肥大表现之一，那么腺样体肥大的其他表现是怎样的呢？儿童因腺样体肥大堵塞后鼻孔及咽鼓管咽口，其症状表现为睡眠时张口呼吸、舌根后坠常有鼾声、夜寐不宁、鼻腔分泌物多、

```
                    腺样体肥大
                        │
        ┌───────────────┴───────────────┐
     张口呼吸                          鼻呼吸障碍
```

鼻呼吸障碍：

鼻腔缺乏气流刺激，鼻腔和外鼻发育不良——小鼻

易造成头部缺血、缺氧，睡眠质量下降，出现精神萎靡、反应迟钝等——无精打采

张口呼吸：

口唇厚而干，上唇短翘，下唇外翻，唇肌松弛

舌体离开上颚 —— 牙弓外侧受到异常颊肌力量的压迫 —— 内侧缺乏舌肌的支持，牙弓内外肌力平衡被破坏 —— 上牙弓狭窄，牙列拥挤

气流从口腔通过，正常的腭盖下降机制受阻 —— 腭盖高耸，上前牙前突

下颌体向下旋转 —— 高角，小下颌，长脸

说话时有闭塞性鼻音、语音含糊。吞咽与呼吸之间共济运动失调，常发生呛咳。分泌物下流刺激呼吸道黏膜，易患气管炎。因咽鼓管受阻引起非化脓性中耳炎致听力减退，鼓膜内陷或中耳积液。由于长期缺氧，甚至可导致肺源性心脏病。局部症状：(1)耳部症状：咽鼓管咽口受阻，将并发分泌性中耳炎，导致听力下降和耳鸣，有时会引起化脓性中耳炎；(2)鼻部症状：常并发鼻炎、鼻窦炎，有鼻塞及流鼻涕等症状；(3)咽喉及下呼吸道症状：分泌物刺激呼吸道黏膜，常引起阵发性咳嗽，并发气管炎。全身症状：主要为慢性中毒及反射性神经症状，表现为营养不良、反应迟钝、注意力不集中、夜惊、磨牙、遗尿等症状。所以，腺样体肥大严重影响患儿的生活和健康，一旦发现，应及早就诊耳鼻喉科检查和治疗。

家长带着"腺样体面容"的患儿来口腔科就诊时，我们一般会怎么处理呢？除了建议尽快就诊耳鼻喉科，控制腺样体肥大的病情，我们口腔科也会做出相应的措施干预腺样体面容，以尽可能恢复正常的牙齿排列和面型。一方面，在耳鼻喉科控制好腺样体肥大病情时，我们需要矫正张口呼吸的习惯。张口呼吸持续时日较长的患儿，由于其颞下颌关节的肌群已适应这种病理状态，即使呼吸道已通畅，患者依然会张着嘴呼吸。因为张口呼吸已成习惯，需要口腔科医生进行干预来恢复正常的鼻呼吸模式。主要方法包括：① 闭口呼吸训练：即让患儿白天有意识地闭嘴呼吸，需要家长和老师反复提醒和督促。② 唇肌功能训练：如抿嘴训练、吹肥皂泡、吹纸青蛙、吹口琴或管乐器等。③ 睡眠口罩：1/2口罩即把正常口罩遮挡鼻的部分去除，口罩只遮挡口唇，让患儿带着这种特制的口罩睡觉，以助于纠正张口呼吸。开始时可用薄口罩，适应后可逐渐用加厚口罩。④ 前庭盾方法：一种封闭口腔前庭的矫治器。另一方面，口腔科医生会视情况应用不同的矫治器促进骨骼生长，协调上下颌骨的骨性和牙性关系，改善面部侧貌，避免患儿出现不可逆的颅面骨骼改变。

参考文献

[1] 冯海亮，赵桂芝，柯杰. 腺样体肥大与儿童牙颌面畸形. 北京口腔医学，2015(5):298-300.

[2] 师廷明，张欧. 儿童腺样体肥大诊断及非手术治疗. 现代诊断与治疗，2009，20(3):159-162.

[3] 史真. 口面肌功能治疗临床诊疗手册. 北京：人民卫生出版社，2017:23-24.

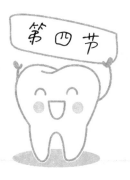

小朋友牙齿不整齐
何时开始治疗呢?

陈 柯

小朋友在刚刚开始换牙时,我们常常可以看到下前牙不够位置,表现为拥挤,家长们异常着急,何时开始治疗呢?什么情况需要早期矫治?

儿童错𬌗畸形的早期矫治具有三个层面的含义:预防、诱导和矫治。预防是指去除可能造成错𬌗畸形的病因,治疗影响正常咬合建立的疾病(如龋齿、乳牙早失等），诱导是指创造有利于儿童咬合正常建立的良好环境，引导正常咬合的建立（如牙萌出诱导、序列拔牙等）；矫治是指协调改善不良的颌面结构，治疗正在发生和发展的不良咬合关系。一句话，就是在儿童错𬌗发生的早期，早发现、早预防、早治疗，达到儿童面部的美观协调。

当小朋友出现换牙的问题、咬合障碍、前牙反𬌗、前牙前突、口腔不良习惯、牙列拥挤或排列不齐、面部不协调、紧咬牙和夜磨牙等情况时，就需要到专业儿童口腔医生处咨询和治疗，不要晚于7岁。

儿童错𬌗畸形的早期矫治有助于帮助小朋友脸部面型更协调，避免牙齿前突造成前牙外伤、去除影响面部发育的口腔不良习惯、更好地引导恒牙的萌出与替换。早期矫治效率高，可以起到事半功倍的效果。还要具体情况具体分析：

🦷 乳牙时期的反𬌗一般在孩子3岁半左右可以配合治疗的时候开始进行。

🦷 由于上下颌骨结构异常造成的前牙前突，乳牙时一般不做治疗。只有当乳前牙过于突出，出现下前牙咬伤上面的腭黏膜，小朋友出现疼痛才进行矫治。矫治的目的在于解除下前牙对腭黏膜的咬伤，彻底的矫治需要等到换完乳牙以后。

🦷 乳前牙的开𬌗多因咬指、咬物习惯、舌前伸造成，最好3岁半以后开始矫治。

🦷 乳牙列的拥挤一般不做治疗。

🦷 换牙期间牙齿萌出不足、轻度牙排列不整齐及拥挤的治疗不是必需的。此时的早期矫治是针对影响咬合的稳定和完善、影响小朋友心理的错𬌗畸形，比如造成创伤及影响颌骨发育的畸形。

🦷 严重的拥挤原则上要等到换完牙，12岁以后，开始治疗。

🦷 个别的前牙反𬌗会造成反𬌗的下前牙唇侧移位、牙龈及牙槽骨吸收，要立即治疗。个别后牙的反𬌗要及时治疗。

🦷 上中切牙间隙一般是萌出过程中的正常现象，当侧切牙萌出后，间隙往往自行关闭，无须治疗，这时需要注意与上唇系带附着有无关系。

🦷 滞留的乳牙需要尽快拔除。

🦷 恒牙的错位或异位萌出，可以待恒牙列初期进行治疗。

🦷 乳牙迟脱是指继承恒牙牙根发育到3/4时未脱的乳牙。可以造成恒牙的萌出道偏移、牙列不齐、拥挤及反𬌗。应该及时拔除乳牙，之后密切观察。

🦷 对于多生牙，它常常造成恒牙萌出异常、恒牙萌出移位、牙列不齐或间隙，临床应早期拔除多生牙。

🦷 恒牙异位萌出，会造成邻牙的吸收或脱落。临床无症状可先观察，6个月以上恒牙如仍然不能正常萌出，需要治疗。

🦷 乳牙早失的间隙维持及恢复。如果乳牙早失后，恒牙还需要6个月以上的时间才萌出，需要间隙维持。预防恒牙异位萌出及牙列拥挤。

🦷 口腔不良习惯(如伸舌、口呼吸、咬唇等)造成咬合畸形与频率、持续时间有关，3岁以前不需要治疗，长时间的口腔不良习惯需要在乳牙列、换牙早期进行矫治。

　　🦷 需要知道的是早期矫治能有效地降低错𬌗的严重程度，也能降低矫治的难度，减少小朋友的心理障碍，但由于发育的阶段性及不可避免的局限性，早期矫治是阶段性的，多数情况下需要双期矫治。

参考文献

［1］李小兵. 儿童错𬌗畸形早期矫治的必要性和方法. 中国实用口腔科杂志，2013，12:709–717.